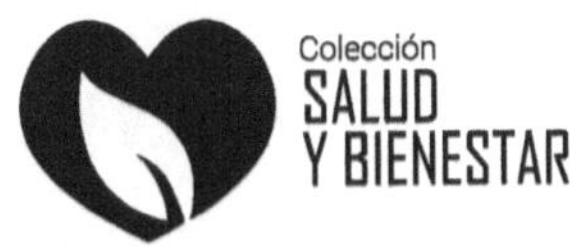

Colección
SALUD
Y BIENESTAR

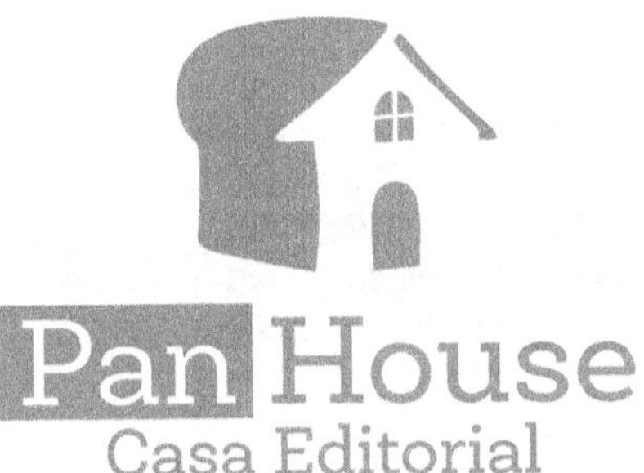

Editorial PanHouse
www.editorialpanhouse.com

Edición general:
Jonathan Somoza
Gerencia editorial:
Paola Morales
Coordinación editorial:
Barbara Carballo
Edición de estilo:
Bárbara Ávila
Corrección ortotipográfica:
Gloria Calvo
Diseño, portada y diagramación:
Aarón Lares

ISBN: 978-980-437-071-7
Deposito Legal: DC2021001753

F. MORVAL

ANSIEDAD 2.0

Afronta tus miedos y saca todo el potencial para triunfar

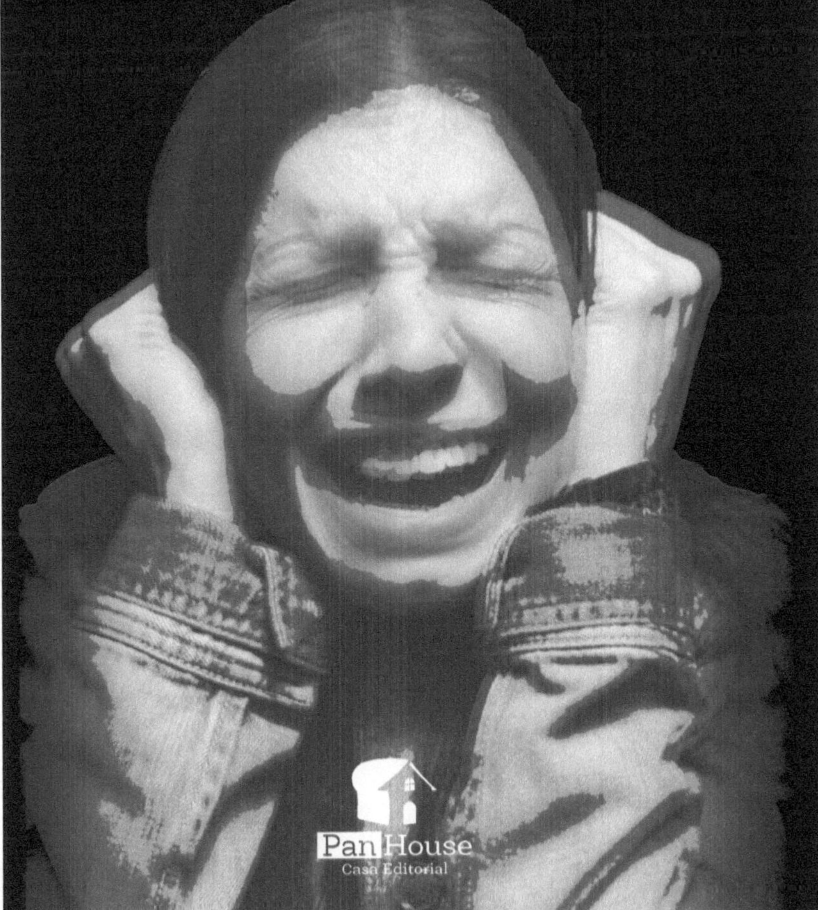

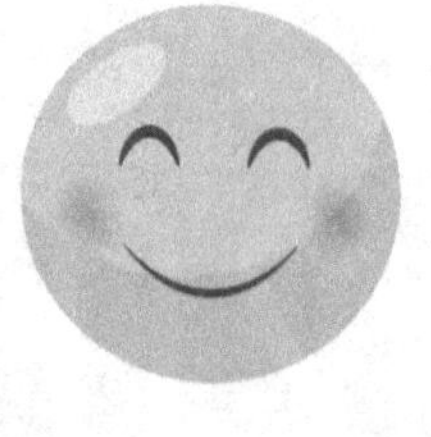

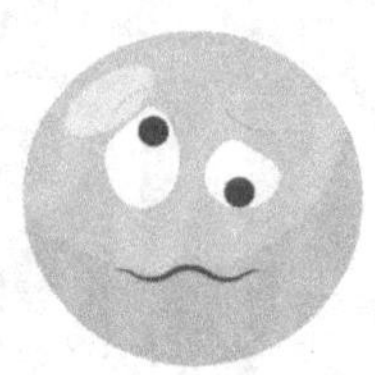

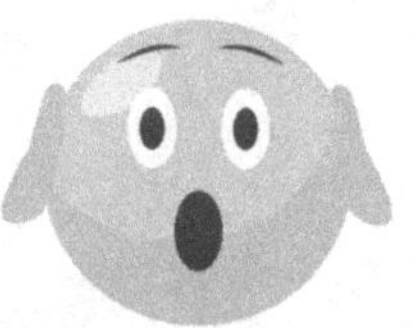

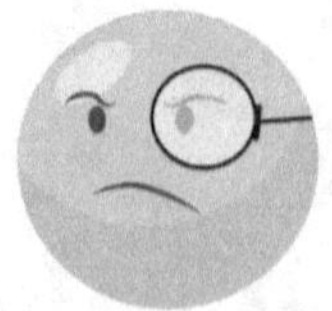

ÍNDICE

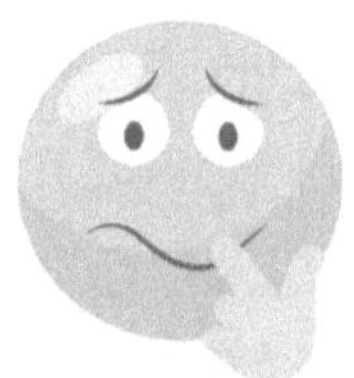

A todos quienes están luchando contra el trastorno de ansiedad para que puedan finalmente aceptarlo, comprenderlo, sacar lo mejor de este proceso y lograr la transformación de sus vidas. La ansiedad llegó a tu vida con un propósito, así que debes encontrarlo.

AGRADECIMIENTOS

A Dios por permitirme llegar al punto donde finalmente encontré el lado positivo de la ansiedad y poder compartirlo con ustedes.

A mis mentores por haberme guiado durante este largo proceso.

A mi familia por su esfuerzo en comprenderme.

A mis amigos, ausentes y presentes, que me han ayudado durante mis peores crisis emocionales.

A las personas que cada día se suman a la red social Ansiedad2.0, por inspirarme a compartir sus experiencias y ayudar a los demás.

F. Morval (Flor Moreno Valencia) es una periodista y locutora colombo-venezolana, egresada de la Universidad Fermín Toro de Barquisimeto y ganadora de varios concursos como productora independiente del programa de televisión llamado Rock Crepuscular, emitido en Venezuela, y que presentó en escena más de ciento cincuenta bandas de todo el país.

Sin embargo, y luego del éxito de varias temporadas como productora audiovisual, Flor entró en un estado ansioso que la alejó de los medios de comunicación por varios años y que la llevó a reflexionar sobre el trastorno de ansiedad, el cual afecta a gran número de personas a nivel mundial y cuya cifra va en ascenso.

Finalmente, después de varias investigaciones y a través de su experiencia, Flor afirma que el lado positivo de la ansiedad existe, y luego de realizar el curso experto en escritura en la Universidad Internacional de Valencia (España), logró escribir este libro con el cual nos muestra una perspectiva diferente y positiva de la ansiedad, abriendo un camino de esperanza a quienes han sido diagnosticados con este trastorno.

COMENTARIOS

"*Ansiedad 2.0* será un bálsamo para quienes estamos buscando paz en medio de toda la confusión que vivimos actualmente.

Estoy segura de que será indispensable en el *kit* de emergencia de cualquier persona que esté atravesando crisis de ansiedad, ataques de pánico, o simplemente para quienes necesiten comprender y conocer más sobre este tema que parece haberse puesto de "moda" durante los últimos años.

Mi admiración para la autora, quien, finalmente, y luego de atravesar múltiples procesos, ha logrado compartir esta valiosa información después de tantos altibajos emocionales. ¡Enhorabuena!".

VERÓNICA RAUCH
Chef egresada del ISMM
(Instituto Superior Mariano Moreno), Argentina.

"Todos en algún momento de la vida hemos pasado por situaciones que nos desencadenan estados ansiosos. A mi juicio, esta propuesta es una de las mejores acerca de la ansiedad. Y es que, de acuerdo a mi experiencia y luego de haber leído varios libros sobre el tema, siento que esta vez se nos da una perspectiva diferente y actual, sobre todo, debido a la difícil situación que estamos atravesando a nivel mundial por causa de la pandemia por la COVID-19, que da como resultado altas tasas de suicidios y aumento de personas afectadas por trastornos como la ansiedad y la depresión, según las estadísticas.

Hablar sobre ansiedad se ha convertido en algo cotidiano, y estoy segura de que, con esta lectura fresca y amena, las personas podrán encontrar respuestas que aún los médicos tradicionales no se atreven a dar.

Felicito a Flor Morval por su dedicación y por la valentía de compartir su testimonio para brindarnos una nueva perspectiva sobre el propósito de la ansiedad en nuestras vidas".

Atentamente,
CRISTINA DICKMAN
Publicista y fotógrafa colombiana.

"Haber leído este libro me ha ayudado a comprender muchas cosas que mi cuerpo y mi mente antes no entendían. Gracias a este aprendí otros métodos que también son eficaces para controlar la ansiedad, no solo con fármacos, los cuales nos hacen adictos, sino con métodos naturales. Entendí que los pensamientos negativos, de angustia, de ansiedad, se pueden convertir en pensamientos positivos para vivir una vida plena. Solo debemos confiar en nosotros mismos, creer que sí se puede lograr. ¡Esa es la clave! ¡Confía!".

CARLA MEDINA
Diseñadora de joyas, creadora de la marca Cala Bijou. Venezolana, radicada en Quito-Ecuador.

INTRODUCCIÓN

A ti, que comenzarás a leer este libro, quiero decirte que en estas hojas están plasmadas las enseñanzas que he logrado adquirir desde que fui diagnosticada con trastorno de ansiedad generalizada (TAG) hace quince años.

El término 2.0 comenzó a popularizarse a mediados del año 2004, se refiere al fenómeno social de comunicación por medio de aplicaciones en Internet tales como blogs, páginas web, y finalmente la creación de las redes sociales, que se han convertido en herramientas imprescindibles para el ser humano.

Este libro es la condensación de un trabajo que básicamente se generó gracias a la página de Instagram *@ansiedad2.0*.

Los factores que intervienen en el desarrollo de un trastorno de ansiedad pueden ser múltiples, pero lo que realmente importa es el manejo y el control que podamos tener ante una situación de miedo paralizante llegando a convertirse en un verdadero problema.

Cuando visité por primera vez al médico debido a mis síntomas, recuerdo que mencionó dos cosas: la primera, que la ansiedad era una afección muy común, y la segunda, que debía tomar ansiolíticos y antidepresivos durante un período mínimo de tres meses. Solo me dijo eso. Nunca me habló de meditación, emociones, hábitos o herramientas alternativas que pudieran ayudarme a controlar mis niveles de ansiedad.

Un día decidí ayudarme buscando información y testimonios de personas que realmente pudieran entenderme, y en cierto modo consolarme. El sentirme acompañada me ayudó mucho a atravesar ese proceso. Poco a poco fui descubriendo las técnicas que encontrarás en este libro.

No estaba en mis propósitos escribir, pero los caminos de Dios son misteriosos, y sé que Él me ha guiado durante este proceso de creación.

Agradezco tu confianza por elegir este libro. Estoy segura que al terminar de leerlo serás optimista y encontrarás el propósito que la ansiedad tiene para tu vida.

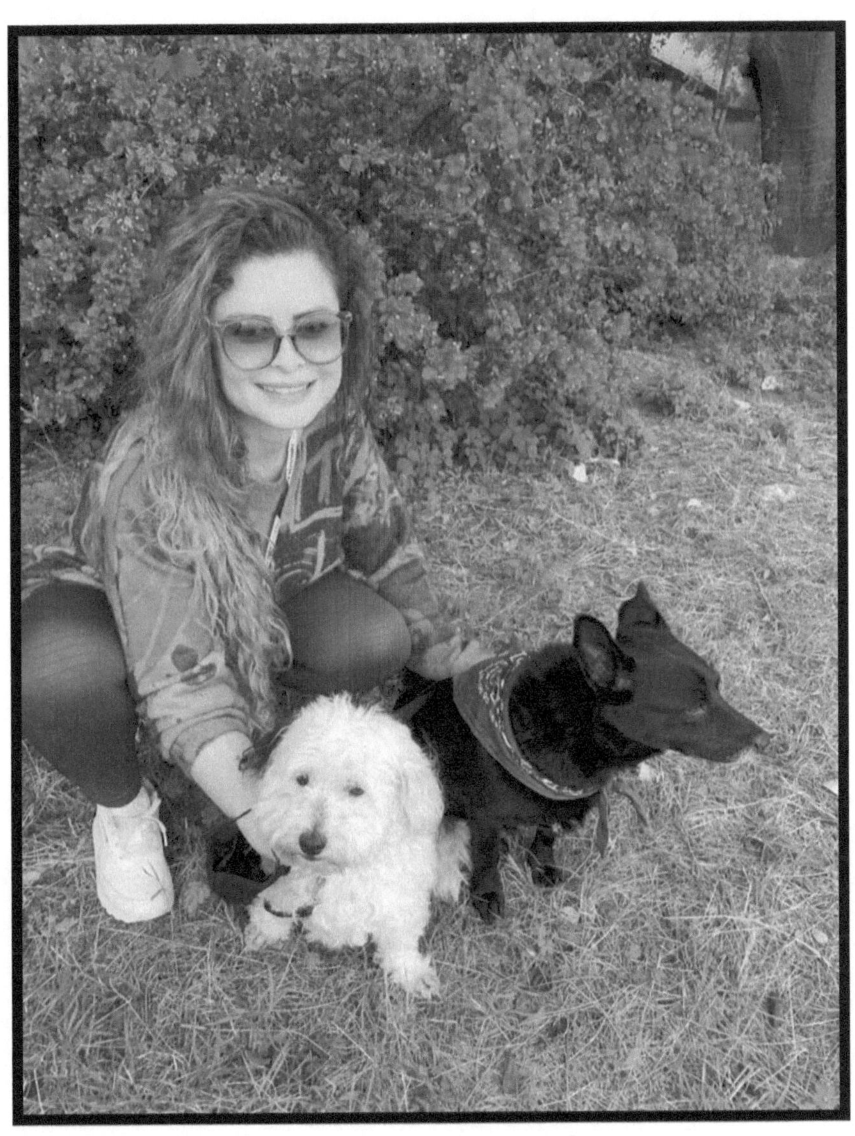

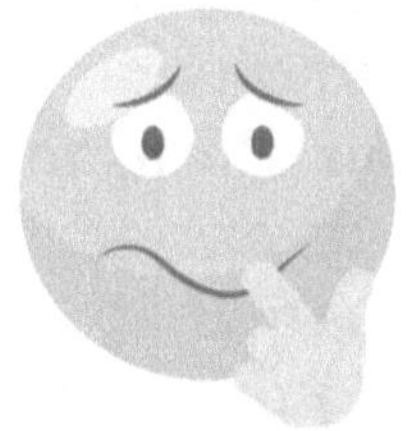

Cuando cambias el modo en que ves las cosas, las cosas que ves cambian también.

Wyne Dyer

Imagina que estás en el viaje de tus sueños. Has esperado toda la vida para montarte en ese crucero que te llevará por las Bahamas. Todo es como lo habías visto en los videos de publicidad que te compartieron tus amigos en las redes sociales: el paisaje es cautivador, las gaviotas sobrevuelan en el azul del cielo mientras sostienes una copa de piña colada, perfectamente decorada con ese gran trozo de piña que tanto te gusta. De pronto, comienzas a sentir que las olas se mueven al ritmo de tu canción favorita, sientes que el universo está conspirando a tu favor, ¡no lo puedes creer! Inmediatamente piensas: "no creo que merezca sentir tanta felicidad".

Súbitamente, comienzas a sentir un fuerte mareo. Notas que tu respiración empieza a fallar. Sueltas la piña colada y un temblor irrefrenable invade todo tu cuerpo. Sientes náuseas y una punzada muy aguda atravesando tu pecho. Tus manos comienzan a sudar; un gran miedo se apodera de ti. Crees que se trata de un infarto, y finalmente te desmayas.

Minutos después, despiertas en una sala de emergencias. Una enfermera te dice que sufriste hiperventilación por un posible ataque de pánico: nunca habías escuchado ese término. Horas más tarde el médico te informa que padeces de ansiedad, pero no tienes idea de lo que significa, aunque en el fondo ya presentías que algo saldría mal, porque generalmente quienes padecemos ansiedad venimos arrastrando pensamientos poderosos a los que no ponemos atención y los cuales finalmente nos llevan al colapso.

Quienes experimentan un episodio ansioso por primera vez, sienten que van a morir sin que los demás puedan notarlo. Todo lo que los rodea se convierte en una amenaza para ellos. El trastorno de ansiedad afecta el desempeño normal de las actividades cotidianas, así como a las distintas facetas de la vida: trabajo, estudios, familia y amistades.

En la mayoría de los casos, padecer ansiedad implica dejar de lado proyectos anhelados y dedicarse a encontrar los medios para resguardarse de temores constantes que se experimentan en situaciones comunes, como manejar un auto, ir al súper o asistir a un evento social.

Esta situación lleva a las personas a buscar desesperadamente explicaciones sobre el origen de su padecimiento. Muchas veces esa búsqueda se hace interminable y pueden sentir que pasarán el resto de su vida tratando de encontrar la cura de algo que, paradójicamente, parece incurable.

El término ansiedad siempre fue desestimado por la medicina occidental. La vieja escuela de medicina no admitía que una mente en continuo estado de temor pudiera generar enfermedades tan graves como el cáncer. Sin embargo, desde hace algunos años se han venido estudiando problemas médicos que pueden estar estrechamente relacionados con esta afección.

Hoy en día tenemos a nuestro alcance muchos medios para obtener información valiosa sobre ansiedad, que podemos consultar en libros o en Internet. El *Manual diagnóstico y estadístico de los trastornos mentales (DSM-5)*, define la ansiedad como «una respuesta anticipatoria a una amenaza futura». Mientras que a los trastornos de ansiedad los define como: «los que comparten características de miedo y ansiedad excesivos, así como alteraciones conductuales asociadas».[1]

Partiendo de estas definiciones muy generales sobre la ansiedad, cualquier persona podría deducir que se trata de un estado emocional que todos los seres humanos experimentan al percibir algún tipo de amenaza externa. Sin embargo, la situación empieza a complicarse cuando ese estado emocional se vuelve constante.

Desafortunadamente este concepto es empleado muchas veces de forma deliberada por nutricionistas o *coaches* que lo describen como una simple sensación de gula o impaciencia. Es arbitrario referirnos a la

---

[1] Asociación Americana de Psiquiatría, *Manual diagnóstico y estadístico de los trastornos mentales* (DSM-5), 5ª Ed. Arlington, VA, Asociación Americana de Psiquiatría, 2014.

ansiedad como unas ganas desesperadas de «matar un antojo», o simplemente para aludir a la sensación de «mariposas en el estómago» cuando estamos a la espera de algo. Ojalá fuera así, una persona que padece ansiedad tiene pensamientos constantes de muerte y tragedia; nada tiene que ver con el deseo de comer o estar a la expectativa.

Ahora bien, si con estas palabras preliminares has podido formarte una idea de lo que es el TAG, y si además sientes que estás experimentando estos síntomas con frecuencia, me gustaría darte la buena noticia de que la ansiedad llegó a tu vida para convertirse en tu maestra. Aunque no lo parezca, hay una parte positiva dentro de todo ese caos: sufrir trastorno de ansiedad puede ayudarte a conseguir tu propósito en la vida y a corregir los hábitos que te están haciendo daño.

Cuando comprendas y aceptes que la ansiedad no es tan mala como parece, aprenderás a tomar conciencia de tu mente, cuerpo y espíritu. Serás capaz de reconocer tu verdadero plan de vida. El mío fue regresar a la comunicación, como lo había hecho durante años, pero esta vez para traer un mensaje completamente distinto.

Estoy segura que cuando comiences a crear nuevos espacios en tu mente, advertirás que tienes muchas oportunidades para sobresalir en lo que te gusta. Te darás cuenta de la fuerza y la capacidad que tienes para lograr tus metas y entenderás que es posible vencer cualquier obstáculo si lo observas desde la perspectiva adecuada.

ALGO SOBRE MÍ

No pretendo aburrirte con una autobiografía, pero considero importante resaltar algunos aspectos de mi infancia que finalmente me dieron la clave para encontrar el origen de mi ansiedad.

Nací dentro de una familia disfuncional de clase media. Mis padres trabajaban todo el tiempo y no pudieron darme el espacio que les permitiera verme crecer de manera cercana y conocer algunos detalles que eran de suma importancia sobre mi niñez.

Cuando fui diagnosticada con TAG, les pregunté a mis padres si habían notado durante mi crecimiento algún comportamiento extraño, pero la información que obtuve fue muy poca. Solo me dijeron que aprendí a leer sola y que siempre fui autodidacta. Mi madre me dijo además que nunca le permití ayudarme a realizar alguna tarea, porque mi actitud «siempre fue violenta hacia los demás».

Recuerdo que durante mis primeros años de colegio disfrutaba de los juegos agresivos. Me gustaba pelear con otras niñas, así fuese yo quien saliera lastimada. Pero no todo era agresividad. También me encantaba ir de compras para prepararme ante un nuevo año escolar: elegir cuadernos era mi delirio.

El olor del papel nuevo y del plástico me obsesionaba. Los lápices de grafito eran una maravilla para mí, y me encantaba su característico borrador rojo redondeado en uno de sus extremos. Me gustaba mantenerlo intacto hasta que estuviera muy cerca de la punta, simulando un lápiz miniatura.

Estando en el colegio, un día tuve que prestarle un lápiz a uno de mis compañeros de clase. Al devolvérmelo me di cuenta de que el borrador había sido usado, y por supuesto entré en un estado de alteración exacerbado; el cual terminó en un terrible altercado con mi compañero, al cual le exigí un lápiz nuevo. Y mis gritos no cesaron hasta que llamaron a uno de mis padres para poder calmarme.

Probablemente muchos pensaron que mi reacción fue producto de una «malcriadez». Suele decirse que un niño es malcriado porque se le permite actuar de manera deliberada sin castigo alguno. Sin embargo, durante mi niñez recibí castigos muy fuertes que me dejaron algunas cicatrices, así que la malcriadez no tenía lugar dentro de mis conductas inadecuadas.

Siendo adolescente noté que no me gustaba estar en medio de mucha gente; me daba pena ser observada. Me rehusaba a realizar trabajos en grupo y no me interesaba hacer amigos. También era muy directa a la hora de comunicar algo. Incurría fácilmente en conductas agresivas, por lo que siempre me sancionaban en el colegio debido al mal comportamiento. Ante este tipo de situaciones, mis padres todo lo resolvían castigándome. ¡Cuánto nos hubiera servido la guía de un psicólogo o de un psiquiatra!

Finalizando la etapa de la adolescencia, nunca me llamó la atención tener novio; me parecía tonto y no le veía sentido. Nada de lo que normalmente hacían mis compañeras, como arreglarse el cabello, maquillarse o coquetear con los jóvenes, llamaban mi atención.

Habitualmente me vestía según el gusto de mi madre, y con honestidad, no me importaba la opinión que otras adolescentes tuvieran acerca de mi forma de vestir: seguía disfrutando de escuchar música y jugar videojuegos. Muchas veces hacían comentarios sobre mi aspecto de «machorra» o «marimacha», pero nada de lo que pudieran decir me afectaba.

Siempre fui emocionalmente independiente. Si me encontraba en medio de alguna relación sentimental, al pasar el tiempo, y ya no quería continuar porque me resultaba monótona, simplemente decía: "Hasta aquí". Era capaz de hacerlo sin dar explicaciones y sin importar el daño que pudiera ocasionar.

A la edad de 32 años me casé con un hombre con el que guardaba cierta afinidad: tenía buen sentido del humor y me llamaba la atención físicamente. Pero cuando llegó el momento de la convivencia, comencé a sentirme encerrada, como si hubiese perdido mi libertad. Sentía que estaba en una especie de jaula y los ataques de pánico comenzaron a causar estragos.

La ansiedad generalmente pasa por etapas de misión y nos hace pensar que se ha ido. Pero cuando regresa lo hace con más fuerza, y es cuando nos toma desprevenidos. Exactamente eso fue lo que sucedió durante mis primeros meses de matrimonio: mi mente rechazaba ciertos hábitos y empecé a tener dificultades para comer. Más adelante esa dificultad se convirtió en fobia a tragar alimentos.

Yo trataba de callarlo al máximo, y cuando en alguna reunión familiar había algún alimento que mi mente no me permitía ingerir, simplemente lo botaba a escondidas. Mi esposo no entendía lo que me pasaba. Era algo difícil de comprender, y desde luego nada fácil para mí tener que explicárselo.

Meses después mi esposo y yo acordamos separarnos por un tiempo para reflexionar y tratar de regresar con más fuerza, pero me sentí tan aliviada durante ese período reflexivo y solitario, que en vez de regresar como lo habíamos previsto le solicité el divorcio de manera formal.

No considero que el divorcio sea la solución en todos los casos, pero si tu pareja se burla de tu trastorno, te maltrata emocionalmente, y a pesar de tus esfuerzos por explicarle lo que te pasa persiste en su actitud, debes tomar las medidas necesarias para asegurar tu bienestar mental y emocional.

Mi vida ha sido un torbellino de emociones que nunca pude conversar por temor a ser juzgada. Estoy segura de que sería distinto si mis padres hubieran puesto atención a mis conductas de violencia y aislamiento desde mi niñez, tal vez eso me habría evitado tomar decisiones erróneas como la de casarme con el hombre equivocado, entre otras terribles decisiones que más adelante les contaré.

MI PRIMERA VEZ CON ANSIEDAD

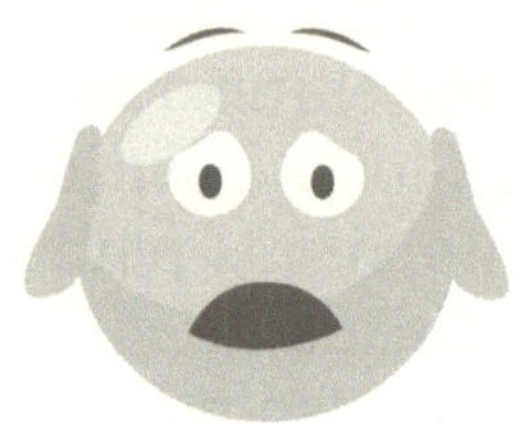

Cuando escuché por primera vez la palabra ansiedad como diagnóstico, no podía entenderlo. ¿Pero cómo es posible?, me preguntaba una y otra vez cuando los médicos me decían que no había nada extraño en el resultado de mis análisis. Yo me sentía morir cada vez que venían esos dolores punzantes en el pecho, pero luego de los resultados, mis padres pensaban que lo mío era producto de mi imaginación.

Mi primer ataque de pánico lo viví a los veintitrés años, estaba en mi época universitaria. Luego del período de vacaciones y ya de nuevo en la universidad, tuve una reunión con algunos compañeros para decidir el tema de una exposición, de un momento a otro me vi sumergida en una discusión sin sentido con una compañera de estudios a la que apreciaba mucho. Yo no comprendía cómo era posible que después de habernos tenido tanto afecto llegáramos a extremos tan vergonzosos.

Ese día nos gritamos de todo; las peores groserías iban y venían, hasta que llegué al punto de querer golpearla. Recuerdo que en medio de la vociferación, dejé de escuchar. Ya no oía los gritos de mi compañera, solamente veía el movimiento de su boca. Comencé a verla en cámara lenta y a blanco y negro. Seguidamente empecé a sentir que mi respiración estaba disminuyendo hasta el punto de experimentar una sensación desesperante de asfixia.

Me trasladaron de inmediato a una sala de emergencias. Los médicos descartaron la posibilidad de algún tipo de insuficiencia respiratoria; a su juicio yo me encontraba bien. Todo había sido «producto de los nervios», así que procedieron a inyectarme un tranquilizante que me hizo dormir hasta el siguiente día.

Comencé a tomar antidepresivos según me recetó el médico, y todo empezó a marchar de maravilla. Puedo afirmar que algunas veces me sentía levitar. Realmente lo estaba disfrutando, pero en mi interior sabía que no era mi auténtica forma de ser. A pesar de sentir tranquilidad, me incomodaba el hecho de que unas píldoras gobernaran mi vida, y quería llegar a la explicación de por qué me estaba sucediendo eso.

El aparente estado de quietud que me generaban los ansiolíticos duró poco más de dos semanas: un día sentí una punzada en medio del pecho y de inmediato me tomé una pastilla para dormir. Al día siguiente estaba de nuevo en la clínica, visitando un cardiólogo.

Ese día me hicieron varios estudios, entre ellos un ecocardiograma y una prueba de esfuerzo. Nuevamente los resultados salieron dentro de los límites normales. Los doctores me miraban con compasión cuando les aseguraba insistentemente que mis síntomas eran ciertos. Yo solo podía llorar, sentía que nadie podía entenderme, ni siquiera los médicos.

En el fondo hubiera preferido estar sufriendo de algo palpable, que pudiera tratarse directamente. Yo quería un diagnóstico físico real, la explicación precisa de todo lo que me estaba sucediendo. Quería algún soporte médico que confirmara que mis síntomas no eran producto de mi imaginación y así poder demostrarle al mundo que yo no estaba mintiendo.

Luego de visitar mínimo una decena de médicos en menos de dos meses, me di por vencida. Entendí que el trastorno de ansiedad era invisible para los demás, pero para mí era más real que mi propia vida. Sentía que la ansiedad me acompañaba a todos lados. Se había convertido en mi sombra, y no tenía otra opción que resignarme a vivir con ella. Entre la búsqueda de médicos y el manejo de mis síntomas, me encontraba exhausta.

Al poco tiempo decidí solicitar una cita con otro médico, esta vez un psiquiatra recomendado por un amigo a quien había confiado mi situación mental. Me sentí extraña pidiendo una cita con el psiquiatra pues estaba acostumbrada a escuchar que los «locos» eran los únicos que debían ver a estos especialistas.

El día que fui a solicitar la cita me dirigí lentamente a la recepción. Yo llevaba unos lentes de sol, tratando de evitar cualquier mirada inoportuna que quisiera descubrir mi identidad. Buenos días —dije casi susurrando para evitar que los demás pudieran escucharme—. ¿Buenos días, en qué puedo ayudarle? —respondió la recepcionista sin quitar la mirada de su ordenador—. Necesito una cita urgente con el Dr. Newman —respondí—. Todos los casos son urgentes señora —replicó la secretaria con un tono desagradable. Esta vez mirándome a los ojos que se escondían tras mis enormes gafas de sol.

Ese día me asombré al ver la falta de humanidad y de ética en sitios donde miles de personas se acercan en busca de ayuda emocional. También entendí que visitar al psiquiatra no debería causarme vergüenza.

Actualmente y debido a la crisis causada por la pandemia, todas las personas deberían acudir al menos una vez para solicitar apoyo en los procesos difíciles como trastornos, duelos, diagnósticos de enfermedades graves, rupturas amorosas, pérdidas económicas o cualquier otra situación de la que ningún ser humano está exento.

Fueron muchas las veces que visité al psiquiatra, quien pudo darme algunas pautas interesantes para poder controlar mis ataques de ansiedad, sin embargo, a pesar de que al principio acepté tomar ansiolíticos tiempo después tuve que dejarlos por miedo a los efectos adversos.

Yo quería encontrar paz mental, pero sin permitir que en la búsqueda de esa paz tan anhelada tuviera que sacrificar mi salud física, así que un día dije: "Basta de ansiolíticos químicos". Seguidamente empecé mi labor para encontrar herramientas y tratamientos que no tuvieran efectos adversos.

En aquel momento, obtener algún tipo de información que pudiera ayudarme en el proceso era una tarea difícil teniendo en cuenta el poco desarrollo de las tecnologías de la telecomunicación como las tenemos actualmente.

Poco a poco comencé con algunas conversaciones a través de correos electrónicos y con el pasar del tiempo todo fue evolucionando hasta llegar a lo que tenemos hoy en día, que son las redes sociales donde podemos interactuar al instante con miles de personas alrededor del mundo que tienen intereses en común. ¿No es esto una maravilla?

Han transcurrido algunos años y me he topado con información interesante, pero he aprendido a poner filtros cuando estoy en búsqueda de la verdad. Es muy común leer o escuchar a personas que se autodenominan coaches o guías mentales simplemente para obtener ingresos económicos.

¿CÓMO SABER SI REALMENTE ES ANSIEDAD?

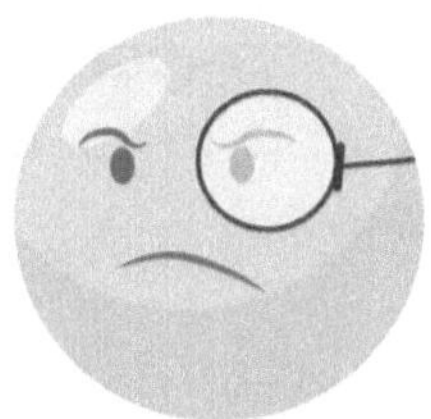

En principio, debo resaltar que el diagnóstico de ansiedad únicamente lo dará un médico. Por lo tanto no debes recibir medicación de otra persona que no sea un doctor certificado. Aquí no se vale que este o aquel medicamento le haya servido a tu primo, a tu vecino o a tu tío.

No todos los organismos responden igual ante el mismo tratamiento, así que no todas las medicaciones producen los mismos efectos. Además, desconoces la historia clínica de esas personas. Así que la indicación inicial es que consultes con un especialista antes de tomar cualquier fármaco.

Te preguntarás por qué tengo en cuenta a médicos convencionales cuando mi objetivo es usar herramientas alternativas, pero la verdad es que nunca he desestimado este campo de la medicina. De hecho, respeto el conocimiento que han adquirido estas personas con su esfuerzo y dedicación, y no cabe duda que la medicina convencional ha sido de gran utilidad en la evolución del ser humano.

Actualmente, y gracias a los adelantos tecnológicos que se han implementado en todas las áreas del conocimiento humano, no es un secreto que la medicina alternativa está jugando un papel innovador por medio de terapias que jamás la medicina convencional hubiera tomado en cuenta.

Por eso decidí combinar ambas medicinas para encontrar beneficios que no implicaran tantos riesgos para mi salud, producto de los efectos adversos que los fármacos tradicionales provocan. También tuve la oportunidad de contar con el apoyo de un médico egresado de la Universidad Juan N. Corpas, de la ciudad de Bogotá, con especialización en farmacología vegetal; ha sido él quien me ha guiado durante mi proceso a través de terapias alternativas las cuales me han producido efectos muy satisfactorios.

La idea es que podamos evaluar todas las posibilidades, pero siempre de la mano de expertos. Así que si estás experimentando síntomas recurrentes, como palpitaciones, náuseas, dolores en el pecho, sensación de asfixia y mareo, debes visitar al médico cuanto antes para descartar cualquier patología o enfermedad de base que no te haya sido detectada, para luego continuar con un tratamiento convencional o alternativo, según sea el caso.

ES UN HECHO: ESTOY DIAGNOSTICADO CON TAG. ¿Y AHORA QUÉ?

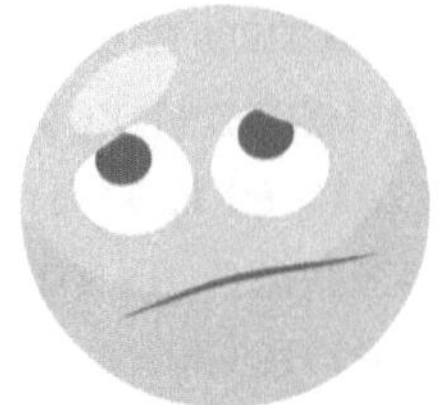

Desde que comencé a trabajar en mi cuenta de Instagram, *@ansiedad2.0*, empecé a recibir muchos mensajes sobre experiencias y consejos de otras personas que también padecen o padecieron ansiedad. A mí también me gusta compartirles mi experiencia, así que se ha creado un espacio interesante de interacción, del cual he podido extraer algunos aportes para este apartado.

Preguntas como: ¿por qué me está pasando esto a mí?, ¿cómo hago para dejar los ansiolíticos?, ¿cómo contar mi problema sin ter tachado de loco?, son las más frecuentes y las que más recibo a través de la mensajería directa. Siempre trato de responder a tiempo, ya que es mi labor y me encanta poder ayudar a estas personas quienes a veces lo único que necesitan es alguien con quién conversar sin ser juzgadas.

Una vez que te dan el diagnóstico necesitas contar con apoyo emocional durante el proceso de aceptación, así que es importante que lo converses con las personas que te rodean sin temor al juicio. No importa la edad que tengas, mereces ser respetado y tu entorno debe aceptarlo de forma seria. Aquí no hay espacio para la burla o el *bullying*. No lo permitas.

Cuando inicias tratamiento médico convencional, normalmente te recetan antidepresivos y ansiolíticos. Al principio crees que todo el trabajo debe hacerlo el medicamento, pero la verdad es que necesitas apoyarte con herramientas alternativas para que no dependas de un fármaco que pueda generarte adicción.

Lo ideal es que a medida que vayas encontrando estabilidad comiences a disminuir poco a poco las dosis de píldoras para luego apoyarte únicamente en herramientas naturales. Las que yo uso las encontrarás más adelante y estoy segura de que serán de gran ayuda.

Al mismo tiempo, es necesario complementar con algunos cambios en la rutina diaria. Paso a paso irás descubriendo mecanismos para protegerte de personas y situaciones que puedan ocasionarte molestias y alterar tu sistema nervioso , sabrás identificar cuando un ambiente no convenga a tu salud mental. Algunas veces sentirás que esos pequeños cambios no valen la pena y es probable que en algún punto sientas que tu vida no tiene sentido; pero si te mantienes constante lograrás cosas increíbles.

Ten en cuenta que estarás en estado de constante hipervigilancia y sentirás que estás muriendo con cada ataque de pánico. A mí me ocurrían varios ataques incluso durante un mismo día. Luego de que pasaban quedaba agotada, como si hubiera corrido kilómetros, así que debía encontrar alguna forma de poder ayudarme por mi cuenta. Esto no podía continuar de la misma manera, así que a continuación te contaré cómo empecé a hacerlo.

Un día desperté a las cinco de la mañana y decidí salir con mis perros a dar un paseo. Todavía estaba oscuro. Durante mi proceso nunca temí a la oscuridad —te dije que no todo era tan malo—. Esa mañana sentí que algo estaba por sucederme, algo positivo: me conecté inmediatamente con la naturaleza, con el olor del campo y de la brisa de la mañana. El canto de las aves era todo un deleite para mis oídos.

Continué mi camino y me detuve ante un olor característico que me hizo buscar la planta o el árbol que lo estaba emanando. No soy experta en botánica, pero reconocí un eucalipto a pocos metros. Me acerqué, tomé una de sus hojas y la puse en la punta de mi nariz. Inmediatamente sentí que caía en trance; era como una especie de *reseteo* mental, como si mi cerebro se estuviera refrescando con ese olor.

A pesar de que había dormido solo cuatro horas la noche anterior, me sentía libre y llena de energía. Ese momento fue iluminador para mí. Me di cuenta de que mi sentido del olfato era muy importante y que me ayudaría a controlar mis pensamientos. Desde allí comencé a experimentar con olores que pudieran cambiar el foco de mis pensamientos. Te lo explicaré más adelante.

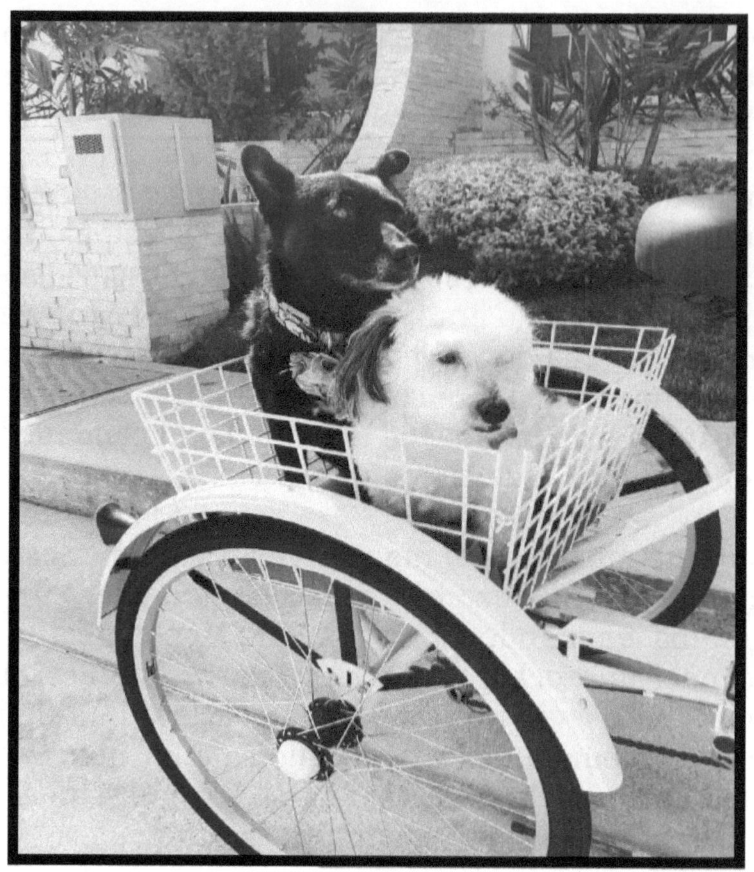

Foto de Manchester y La Negra, mis adoradas mascotas
listas para disfrutar su paseo matutino

LA HIPOCONDRÍA

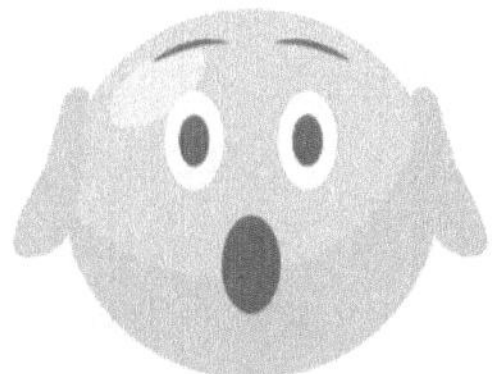

Hablar sobre la ansiedad también significa hablar de hipocondría: un estado mental que hace que sintamos una preocupación excesiva porque los síntomas que tenemos resulten en enfermedades graves. Esto nos lleva a estar en constante estado de alarma y a buscar de forma obsesiva la explicación para cada una de las manifestaciones que experimentamos, por mínimas que sean.

Luego de confirmar que yo tenía ansiedad, era difícil aceptar que algo «invisible» me estuviera atacando. Vivía en permanente estado de negación. Pensaba que los médicos no habían puesto suficiente empeño en indagar más allá. Recuerdo que iba de un consultorio a otro como quien va de tienda en tienda en busca de zapatos o de algún accesorio.

Como comenté algunas páginas atrás, iba siempre de médico en médico para obtener la misma respuesta. Llegué incluso a pensar que mi sufrimiento se trataba de un karma o de alguna maldición generacional.

Vivía ofuscada y triste, siempre lloraba y todos me decían que yo era una persona "ultrasensible", eso me ofuscaba aún más.

Una vez que llegaban los ataques de pánico terminaban al cabo de siete minutos —parecían horas—, y cuando al fin lograba estabilizarme corría directo al ordenador para revisar todo lo relacionado con lo que acababa de experimentar.

Internet es una excelente herramienta, pero no es un secreto que si necesitamos averiguar el significado de algún síntoma, es probable que los primeros resultados nos remitan a conceptos de enfermedades graves o extrañas, y eso es lo último que nuestra mente ansiosa necesita saber. Pero nosotros, como buenos ansiosos e hipocondríacos, seguimos metidos en una especie de circulo vicioso, buscando síntomas de enfermedades que se asemejen a los nuestros y así tener una lista interminable de patologías que contribuyan a alimentar nuestros pensamientos obsesivos sobre enfermedades.

LAS FOBIAS

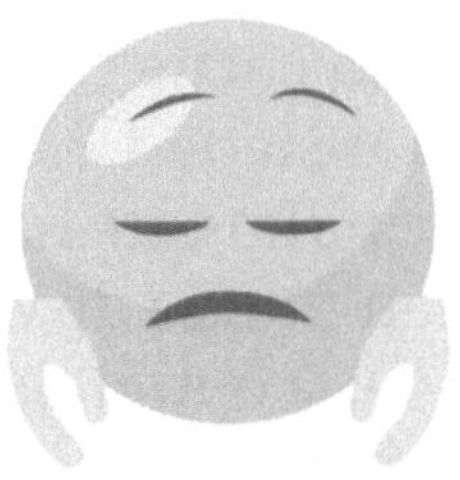

Cuando la ansiedad no es controlada de manera correcta, es normal que comiences a sentir temor excesivo hacia las personas o hacia situaciones específicas. Aquí te mencionaré algunas de las fobias más recurrentes que se desarrollan en medio del trastorno de ansiedad.

- **Farmacofobia:** consiste en el miedo a los fármacos por temor a morir intoxicados. En lo particular, fue una de las primeras y peores fobias que desarrollé. Había escuchado noticias sobre personas que murieron a consecuencia de haber tenido reacciones adversas a medicamentos y a partir de allí me volví reacia a tomar cualquier tipo de fármaco. Actualmente, debido a la pandemia muchas personas están generando esta fobia al pensar que la vacuna pueda traerles graves consecuencias, e incluso la muerte.

- **Disfagia**: temor a tragar. Las personas que sufren disfagia sienten terror cada vez que deben tomar alguna píldora o comer alimentos espesos o de textura gruesa, como la carne o la papa. El esófago se cierra debido a la ansiedad, haciendo difícil que el alimento pase normalmente hacia el estómago. Estas personas tienen miedo de morir asfixiadas por un trozo de comida, y optan por dietas líquidas, lo que las hace perder peso drásticamente.

- **Cibofobia:** miedo a comer. Las personas que tienen esta fobia rechazan el consumo de alimentos que sean preparados por otros o que les generen sospechas de que puedan producirles algún tipo de alergia o intoxicación. Quienes la padecen están pendientes de cada uno de los ingredientes, de las medidas y controles de higiene y elaboración, así como de la fecha de vencimiento de cada alimento antes de ser ingerido.

- **Somnifobia**: miedo a dormir. ¿Quién diría que el elixir de la eterna juventud podría convertirse en una terrible amenaza para algunos? Las personas que padecen esta fobia creen que pueden morir mientras estén durmiendo, así que prefieren permanecer despiertas hasta que no puedan más. Esta situación se convierte en algo muy desgastante, ya que no logran descansar como lo requiere el organismo, impidiendo que su cuerpo se regenere correctamente mediante el sueño profundo.

- **Nictofobia**: temor a la oscuridad. Los individuos que padecen este tipo de fobia pudieron haberla generado durante la niñez. Tienen miedo de que alguna «entidad maligna» les haga daño, así que prefieren dormir con las luces encendidas o cualquier dispositivo que emita algún sonido.

- **Aerofobia:** miedo a volar en avión. Una de cada tres personas en el mundo sufre de aerofobia. Este temor puede causar ataques de pánico durante un vuelo. Una persona que padece esta fobia tiene pensamientos catastróficos recurrentes producto de una mala experiencia durante algún vuelo anterior o por exceso de información (noticias, programas de TV, conversaciones, etc.) relacionada con accidentes aéreos.

- **Agorafobia:** temor irracional a visitar sitios públicos —abiertos o cerrados—. Normalmente estas personas pueden sentir miedo al hacer una fila, o pueden sentir mucha ansiedad estando en medio de una multitud. Cualquier sitio que les haga sentir expuestos, indefensos o avergonzados, puede causar este tipo de miedo.

- **Fobia social:** como su nombre lo indica, se refiere al miedo de relacionarse con los demás. A quienes padecen esta fobia les resulta extremadamente incómodo alternar con otras personas. La interacción social puede generarles mucho temor, timidez o vergüenza, así que para evitar estas emociones eluden los encuentros sociales. Este tipo de fobias suelen desarrollarse en personas con rasgos o síndrome de Asperger.

- **Claustrofobia:** temor a lugares cerrados. El hecho de no poder salir puede ocasionar a quienes la padecen una sensación de angustia y asfixia, provocada por pensamientos catastróficos asociados al lugar donde se encuentran. Por lo general este tipo de fobia está relacionada con algún evento traumático ocurrido durante la infancia, como el encierro en habitaciones como consecuencia de castigos, haber quedado atrapado en un ascensor, o cualquier situación por el estilo que haya ocasionado miedo y estrés.

- **Misofobia:** temor a la suciedad, bacterias, gérmenes o virus. Las personas que tienen esta fobia sienten miedo de tocar cualquier tipo de superficie, puesto que se sabe que los gérmenes están en todas partes. Una persona misofóbica puede llegar al punto de causarse heridas en la piel por la frecuencia con la que se lava las manos o cualquier parte del cuerpo.

LOS SÍNTOMAS

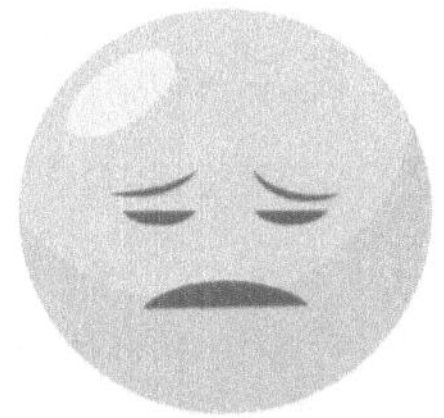

En esta parte me referiré a las sensaciones que experimentan las personas que sufren ansiedad, y que en lo personal continúo sintiendo algunas veces. Los síntomas son tan dolorosos y molestos que normalmente se confunden con molestias causadas por una enfermedad grave. Por eso insisto en la necesidad de un descarte médico para tener seguridad de que esos síntomas correspondan a la somatización del trastorno de ansiedad.

En mi caso, cuando los síntomas se presentan, dependiendo de la intensidad del dolor voy directo a utilizar alguna o varias de mis herramientas. No he logrado que los síntomas desaparezcan, pero sí he podido controlarlos al punto de evitar crisis de ansiedad o ataques de pánico desde hace mucho tiempo.

- **Palpitaciones:** son latidos fuertes que se sienten como una especie de «aleteo», y que ocurren de forma repentina.

- **Dolor de pecho:** se percibe como un dolor en la cavidad torácica. La mayoría de veces ocurre cuando tenemos una respiración inadecuada o una mala postura durante tiempo prolongado, o algunas veces por problemas en el esófago o estómago.

- **Náuseas:** sensación interna de rechazo a los alimentos. Pueden venir acompañadas de ganas de vomitar.

- **Entumecimiento:** especie de rigidez, acompañada de una sensación de hormigueo y adormecimiento en las extremidades del cuerpo.

- **Asfixia:** se percibe como falta de aire a pesar de estar respirando.

- **Hiperventilación:** se produce seguidamente a la sensación de asfixia, al respirar mucho más rápido de lo normal para tratar de conseguir más oxígeno, pudiendo llegar a desmayarse.

- **Temblores:** contracciones involuntarias, similares a sacudidas en el cuerpo, que no se pueden controlar.

- **Sudoración:** sudor frío acompañado de debilidad y tensión baja.

- **Dolor de cabeza:** puede ser repentino y agudo, ubicado en las sienes o en forma de banda que rodea la cabeza desde la parte posterior hasta la frente.

- **Colon Irritable:** dolores recurrentes en el área abdominal. Se crea una sensibilidad ante la ingesta de ciertos alimentos como los lácteos o la carne. Es uno de los síntomas más comunes ya que el aparato digestivo y el cerebro están estrechamente conectados a través del nervio vago, uno de los responsables de regular nuestro estado emocional.

NEGACIÓN VS. ACEPTACIÓN

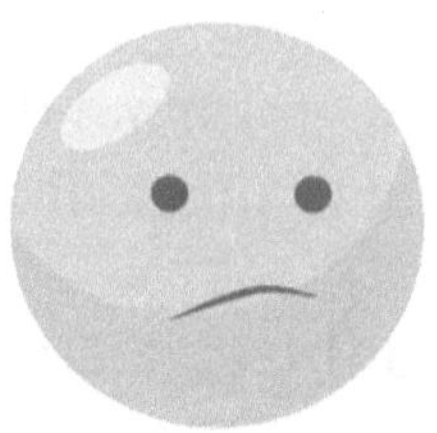

Luego de mi primer episodio ansioso pensé que todo volvería a la calma y que nunca más sentiría ese terrible ataque, al menos no tan rápido. Pero cuando al día siguiente experimenté de nuevo los mismos síntomas —a pesar de haber tomado calmantes—, supe que estaba sumergida en un problema mayúsculo.

El día posterior a mi primer ataque de pánico, desperté a eso de las 10 a.m. Normalmente me despertaba alrededor de las 6. Los tranquilizantes que me inyectaron me habían permitido un buen descanso.

Parece que tuve una buena noche —pensé—. Luego, al recordar lo que me había sucedido el día anterior empecé a sentir angustia y de nuevo comencé a sentirme asfixiada. ¡No puede ser! —exclamé entre susurros—. Tengo que hacer algo o moriré. Seguramente esto es más grave de lo que imaginé. Debo tener una enfermedad y necesito encontrarla a tiempo para que me puedan curar —pensé mientras un par de lágrimas recorrían mis mejillas, al tiempo en que me alistaba para salir en búsqueda de un cardiólogo.

La ansiedad actúa de manera extraña y sigilosa. Podría decir que incluso tiene algo de maldad, pues he tenido que soportarla en los momentos más inoportunos. Tiene salidas que se manifiestan con múltiples ataques de pánico de corta duración. Luego es capaz de desaparecer como por arte de magia por varios días —o incluso meses— pero siempre retorna, algunas veces con más fuerza.

Al cabo de unas semanas, cuando creía que la ansiedad se había olvidado de mí, decidí retomar el ejercicio físico y regresé a mi habitual rutina en el gimnasio. Recuerdo que estaba disfrutando los primeros minutos de la bicicleta elíptica. Yo iba a una intensidad mínima, y luego de seis minutos comencé a sentir el pulso acelerado.

Entonces mi cerebro comenzó a enviarme señales de alerta y en vez de reconocer que la aceleración de las pulsaciones era causada por el ejercicio, me hizo creer que estaba en peligro y me desató una crisis de ansiedad. Comencé a pensar que me daría un infarto fulminante si seguía ejercitándome, así que decidí parar. El ataque de pánico había llegado y comencé a llorar, la respiración se entrecortaba y no podía controlar mi temor, pensé que mi corazón estallaría.

Pedí ayuda a mi entrenador, que por suerte conocía mi situación mental y supo exactamente lo que debía hacer para auxiliarme. Me llevó a un sitio retirado, lejos del ruido, y me dio un vaso con agua fría. Me acompañó un rato mientras acariciaba mi brazo y me repetía que todo estaría bien. Logré estabilizarme al cabo de quince minutos, pero no pude volver a ejercitarme hasta después de un año, aproximadamente.

Durante ese período admití con rabia y tristeza el hecho de que no podría volver a realizar las mismas actividades. Al principio no quería aceptarlo, pero entendí que era la opción más saludable para mi mente. Asumí que me encontraba en una etapa de transformación y que no debía seguir enfrentándome con la ansiedad.

No la veía como mi enemiga, pero tampoco la veía como mi amiga. La ansiedad era algo más que eso. Entendí que este trastorno había venido a enseñarme que las cosas no eran como yo quería, sino como Dios quería que fueran. Reconocí que mis planes no eran los mismos planes de Dios, y que Él permitió que la ansiedad llegara a mi vida para mostrarme algo de lo que yo no tenía idea. De esta manera comprendí que la ansiedad se había convertido en mi maestra, y yo estaba empezando a aceptarla.

Alguna vez escuché que lo que se resiste persiste y lo que aceptas te transforma, así que ahí estaba yo, dispuesta a aceptar y a recibir todo lo que el universo y Dios tenían destinado para mí y en vez de estar pensando negativamente, mi mente ahora estaba abriéndose a un montón de posibilidades y de experiencias nuevas que iban a enseñarme el verdadero sentido de vivir.

En ese instante acepté que la vida no solo se trataba de encontrar momentos de felicidad, sino de derribar obstáculos y superar retos que permitieran el desarrollo de todas las capacidades y habilidades que gozaba como ser humano.

¿CÓMO RECONOCER A UNA PERSONA CON ANSIEDAD?

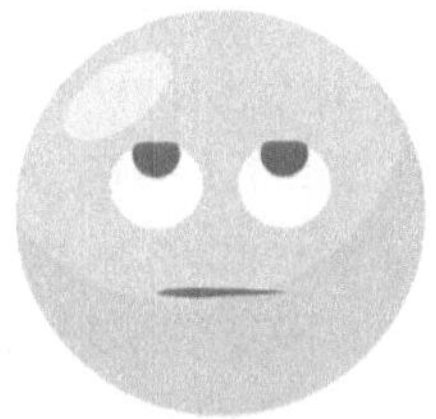

Las personas con un diagnóstico reciente de TAG padecen miedo constante; sin embargo, eso no significa que necesariamente lo demuestren. Contrario a lo que muchos creen, las personas ansiosas no quieren ser descubiertas porque sienten vergüenza de hablar sobre el tema y por temor a ser blanco de críticas.

Pueden mantener —por un tiempo— la apariencia de que su vida transcurre con normalidad, pero sus acciones las delatarán tarde o temprano. Normalmente tratarán de encerrarse, y eludirán al máximo situaciones que puedan producirles alguna molestia. Cuando se les invite a alguna reunión o actividad, siempre tendrán excusas, como «estoy cansado», «no me siento bien», «estoy estudiando», «estoy ocupado»… En fin, ofrecerán cualquier disculpa para evitar salir del espacio que les proporciona seguridad.

Por otro lado, el aspecto físico de alguien con ansiedad puede parecer algo cansado, producto del insomnio y los ataques de pánico que le dejan en estado de extremo agotamiento. Aun así, tratará de mantener el ritmo de vida que normalmente lleva para no levantar sospechas.

La ansiedad no distingue géneros. Cualquier persona puede verse afectada por los síntomas que produce. Una persona ansiosa probablemente empiece a desatender algunos hábitos de su cuidado personal, como el arreglo del cabello o la vestimenta, y que adquieran cierto aire desprolijo. En algunos casos este descuido se debe a que la persona concentra toda su energía en sentirse bien y esto ha pasado a ser una prioridad, restándole importancia a su apariencia física.

En mis etapas más críticas de ansiedad, dejé de usar maquillaje; no me interesaba verme linda o atractiva. Y aunque nunca me había considerado una mujer coqueta ni sensual, me gustaba mucho resaltar mis atributos. No obstante, llegó el momento en que solo quería sentirme bien, y eso significaba que lo único que me importaba era estar en paz conmigo misma dejando de lado mi físico, cosa que tampoco es saludable.

Otro aspecto resaltante es la manera de comunicarse. El tono de voz de las personas que tienen un estado emocional ansioso, cambia; suele volverse bajo, y cuando les preguntas cómo están, su voz se quiebra. Lloran con facilidad, se vuelven hipersensibles. Cualquier palabra o acto que consideren ofensivo, es un dardo directo al corazón. También se las puede notar distraídas. Es por esto que en algunos países el trastorno de ansiedad es causa de baja laboral.

De cualquier forma, una manera de reconocer si alguien está pasando por algún proceso de tristeza o angustia, es cuando sus hábitos al vestir generan ciertas sospechas. Algunas personas pensarán que es algo absurdo, pero te aseguro que por más que alguien quiera disimular su estado anímico, aunque no lo diga, el aspecto físico y la forma en la que realiza las actividades, hablarán en su lugar.

Como ves, lidiar con los síntomas producidos por la ansiedad, para personas que jamás hayan pasado por una experiencia similar, es desconcertante. Estar en la oficina, en medio de alguna reunión, o simplemente compartiendo con algunos compañeros de trabajo, puede convertirse en una amarga experiencia si notan que existe alguna amenaza, lo que hará que actúen de manera extraña e inesperada. Si sabes que esto está ocurriendo a un familiar o amigo tuyo, pregúntaselo. Las personas con TAG siempre estarán dispuestas a hablar bajo los preceptos del respeto y la empatía.

¿CUÁLES SON LAS CAUSAS DE LA ANSIEDAD?

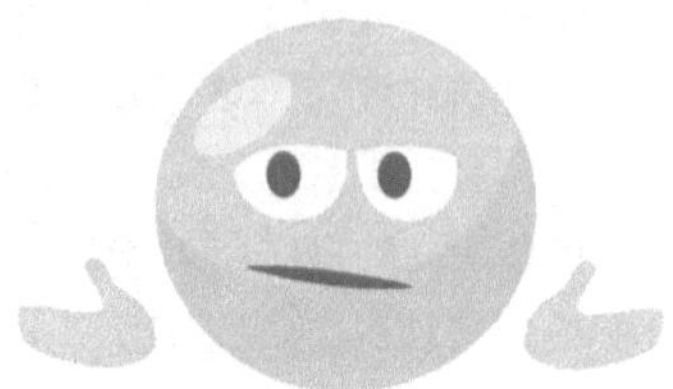

Esta pregunta me la hice cientos de veces, y me llevó mucho tiempo encontrar la respuesta. Y aunque no exista una causa específica, sí hay algunas variables que ayudan a determinar el origen de la ansiedad.

Cuando comencé a estudiar las posibles causas de mi trastorno, conversé con un terapeuta que me indicó que era importante analizar momentos de mi vida que pudieran haberme generado traumas que estuvieran anclados en mi inconsciente y que fueran los desencadenantes de mi ansiedad.

Entonces comencé la exploración y me transporté a mi niñez para buscar algún elemento fuera de orden que pudiera darme alguna pista, y finalmente pude encontrar ciertos detalles en los que antes no me había detenido a pensar. Yo estaba en busca de traumas, pero además de momentos difíciles, me topé con aspectos de mi comportamiento algo extraños o diferentes, los cuales nunca fueron tomados en serio por mis padres ni por mí.

Gracias a Dios siempre tuve comida y techo. Mi infancia y adolescencia transcurrieron sin mayores complicaciones. Siempre me castigaron con fuerza, pero al recordar esos momentos no me siento mal, y pienso que tal vez lo merecía ya que mi conducta era extremadamente difícil como lo comenté anteriormente. Justo ese comportamiento fue el que me dio las señales para llegar al origen de mi ansiedad.

Al indagar sobre los rasgos o el síndrome de Asperger noté que, efectivamente, hacían parte de todo el caos que yo estaba viviendo. Tomar conciencia de esto me ayudó a entender que a nivel neuronal yo no era igual a los demás y que debía aceptarme como era. Ya había asumido la ansiedad, pero luego también acepté el hecho de que no podía actuar de la manera que cualquier persona podría esperar de mí.

A pesar de mi comportamiento o mis actitudes, nunca me sentí excluida o diferente. Mis compañeros de clases nunca me hicieron a un lado y tuve la fortuna de construir amistades muy valiosas que aún conservo.

Sin embargo, no solamente el hecho de ser una persona con rasgos asperger hizo que yo fuera el blanco del TAG. Hubo otros factores que ayudaron a que este trastorno se alojara en mi mente. Actualmente existen muchos test online que pueden guiarte por distintos procesos. Si crees que tu comportamiento es diferente o si sientes que algunas veces estás fuera de lugar, pregúntate cómo está funcionando tu cerebro, ¡te sorprenderás!

Dejando a un lado la parte neurológica y del inconsciente, pasemos al punto donde la responsabilidad recae sobre nosotros. ¿Has pensado en cuántos litros de alcohol ingeriste desde que comenzaste con el hábito de beber? ¿Recuerdas la última vez que hiciste ejercicio de manera constante? ¿Sabes cuántas horas pasas conectado a las redes sociales? ¿Cuántas veces haces meditación durante el día?

Estas y otras preguntas son las que deberás hacerte cuando quieras conocer la causa de tu ansiedad. Y si te intriga cómo hay quienes llevando vidas desordenadas son aparentemente felices, sabrás que lamentablemente esas personas solo se dan cuenta de lo mal que vivieron cuando están a punto de morir.

Recuerdo que antes de tener mi primer encuentro con la ansiedad, llevaba un ritmo de vida desenfrenado: de miércoles a sábado, salir a alguna fiesta o sitio nocturno era un deber. Me encantaba embriagarme. No me consideraba el alma de la fiesta, así que simplemente llegaba a un sitio, me sentaba y comenzaba a degustar cada trago de licor que me pusieran delante. Además de ingerir alcohol frecuentemente, tomaba excesivas dosis de café para poder mantenerme de pie al siguiente día y cumplir con mis obligaciones.

Por supuesto que mis horas de descanso se redujeron de ocho a cinco, y ni hablar sobre mis hábitos alimenticios. Algunas veces solo desayunaba café, y luego almorzaba comida chatarra. Tampoco hacía ejercicio, pero tomaba pastillas para adelgazar que contenían energizantes y aceleradores del metabolismo, lo que se traducía en más cafeína.

Con el pasar de los años, un psiquiatra me informó que los malos hábitos desencadenaron en mi cuerpo un estado de alerta constante para avisarme que debía detenerme. Sin embargo, ese ritmo de vida aunado a mis rasgos asperger hicieron que mi mente magnificara el problema y lo dejara allí permanentemente, por lo que sin duda ambos factores fueron la causa de mi trastorno.

Existen agentes que pueden generar TAG, los cuales mencionaré a continuación. Espero que puedas identificar el tuyo:

• **Eventos traumáticos**

Acontecimientos que hayan puesto en riesgo la vida o cualquier emoción negativa que impactara fuertemente y de forma duradera, tales como accidentes, catástrofes naturales, tragedias, secuestros, *bullying*, entre otros.

Es increíble como el inconsciente guarda todos los momentos, incluso los que "no recordamos", sin embargo nuestro cerebro es una máquina perfecta y el hecho de que no recuerdes alguna mala experiencia en tu niñez, no significa que haya dejado de existir para tu mente. Los eventos traumáticos que creemos que hemos olvidado son en muchos casos, el origen de nuestros miedos y fobias.

• Sobrecarga mental o emocional

La sobrecarga mental surge cuando el cerebro trata de asimilar cierta información —por lo general en grandes proporciones— relacionada con uno o múltiples temas determinados. Esto muchas veces impide a las personas organizar sus ideas de forma clara, y puede ocasionar alteraciones o dificultades para conciliar el sueño. Los casos más comunes de sobrecarga mental pueden ser provocados por el exceso de trabajo o estudio.

Por otro lado, la sobrecarga emocional se refiere a la información que procesamos relacionada con nuestro aspecto afectivo, como emociones que se derivan de rupturas amorosas, conflictos con amigos o la pérdida de un ser querido. También una deuda sin pagar, un diagnóstico médico delicado o cualquier situación en la que se vean involucrados sentimientos y emociones que no sepamos gestionar.

• Ausencia de espiritualidad

Si te sorprende saber que la espiritualidad juega un papel imprescindible en la vida del ser humano, entonces deberías comenzar a trabajar más en ella. El hecho de estar compuestos por un cuerpo, no significa que nuestra parte interna no sea importante. Que no podamos ver el movimiento de nuestras neuronas a simple vista, no significa que no estén trabajando.

Aceptar que tenemos un espíritu y un alma que alimentar es esencial para comprender los cambios internos que necesitamos. Identificar lo que estamos haciendo mal para poder corregir nuestros errores es crucial para nuestra paz interior. Tener dominio propio es determinante para no recaer en lo que nos hace daño.

El término ansiedad está incluso en la Biblia cuando nos habla del miedo, así que se puede deducir que este trastorno se encuentra activo desde el principio de los tiempos. Es maravilloso cuando logras conectarte con tu verdadero yo y comienzas a deshacerte de complejos, prejuicios y paradigmas. Pero es más increíble aún, cuando encuentras la estabilidad emocional sin depender de otra persona.

• Alteraciones de origen hormonal

Un tema que rara vez se toma en cuenta a la hora de dar un diagnóstico, es el de los niveles hormonales. Recuerdo haber tenido conversaciones con personas que habían experimentado síntomas similares a los que produce la ansiedad, y que luego de muchos estudios, resultaron teniendo desajustes hormonales. Es indispensable que un médico ordene la realización de un perfil hormonal antes de emitir cualquier diagnóstico de TAG.

• Síndrome de Asperger

Según la Autism Society, este síndrome del espectro autista lleva el nombre del pediatra austriaco Hans Asperger, quien publicó en el año 1943 un dictamen donde describía el desarrollo de niños con problemas en la capacidad comunicativa. Sin embargo, no fue hasta 1993 cuando comenzaron a realizarse investigaciones que pudieran arrojar datos significativos. Actualmente está determinado que existen adultos con este síndrome y que no han sido diagnosticados, los cuales podrían presentar síntomas de ansiedad y depresión.

• El padecimiento de alguna enfermedad grave

Cuando una persona es diagnosticada con una enfermedad autoinmune o degenerativa (cáncer, VIH, lupus, esclerosis, etc), se ve afectada emocionalmente ya que nunca estamos preparados para recibir malas noticias, así que en esos pacientes, cualquier dolor o molestia leve, los hace entrar en pánico al pensar que puede tratarse de algo peligroso que les cause la muerte. De esta manera, su estado emocional de angustia constante es producido por enfermedades de base.

- **Culpabilidad Excesiva**

A medida que vamos creciendo y obtenemos más conciencia, comenzamos a caer en cuenta de muchos errores cometidos con los demás y con nosotros mismos. Pero existen personas que caen en un estado de culpa que los lleva a pensar que cometieron un error "imperdonable" y viven lamentándose cada día, porque ya no hay disculpa que valga, porque ha pasado mucho tiempo o porque el daño fue muy grave y es imposible de resarcir.

Estas personas creen en el "karma" y a pesar de haber comenzado a mejorar su parte moral, siguen estresados esperando el día del castigo. La culpabilidad se hace constante y los momentos de felicidad se ven opacados por el miedo de pensar que no tienen derecho a ser felices.

Estas personas no se sienten merecedoras de cosas buenas. Viven siempre asustadas y angustiadas por no creer en el perdón y en la conversión.

- **Uso de sustancias tóxicas**

El uso de drogas estimulantes o de uso recreativo como el alcohol, la marihuana, la cocaína, entre otras, son probablemente una de las causas más frecuentes en el desarrollo del trastorno de ansiedad. Esto se debe a que el organismo se vuelve adicto y cuando la persona deja de usar dichas sustancias se ve envuelta en un síndrome de abstinencia donde experimenta síntomas difíciles de controlar muy similares a los producidos por la ansiedad. La persona puede llegar incluso a perder la razón y entra en una situación de temor y angustia constante al no saber lidiar con la adicción ya que si deja las drogas, siente temor al lidiar con el síndrome de abstinencia, y si continúa en ellas probablemente muera por una sobredosis.

Sucede lo mismo con personas adictas a los analgésicos o a los tranquilizantes de uso médico.

LA ANSIEDAD TE CAMBIA LOS PLANES

Luego de graduarme felizmente como licenciada en Comunicación Social comencé a desempeñarme como productora audiovisual independiente. Me encantaba mi trabajo, el cual consistía en contactar bandas de *rock* y promocionarlas a través de vídeos musicales. Nunca antes me había sentido tan emocionada. Reuní un gran equipo de producción y comenzamos a rodar.

Durante las tres temporadas que duró el programa al aire, tuvimos la participación de más de sesenta bandas de toda Venezuela. La experiencia fue alucinante. Era como estar en medio de un festival de *rock* al aire libre: la tarima estaba ubicada en lo que alguna vez fue uno de los miradores más concurridos de Barquisimeto. Se podían apreciar hermosos crepúsculos al caer la tarde, y durante la noche se veían las lucecitas de los autos que transitaban la emblemática Avenida Ribereña. De allí surgió el nombre de *Rock* Crepuscular.

La jornada concluía a eso de las once de la noche, y habitualmente nos reuníamos al final para afinar detalles del día siguiente y compartir un rato para liberar el estrés. Las primeras noches al terminar el rodaje me quedaba compartiendo con algunos músicos y el equipo de producción. Recuerdo que hubo una noche en especial, en la que me sentí tan agotada que decidí irme sin dar explicaciones. Me sentía exhausta e intranquila. Era como si tuviera una corazonada, así que decidí no volver a reunirme al terminar las jornadas de grabación.

Días después, llegaron a mis oídos rumores sobre mi mala actitud, donde comentaban que yo era una persona asocial y pedante, así que una noche decidí quedarme a compartir e integrarme con el equipo y los músicos invitados. Entre ellos hubo uno que llamó mi atención, su nombre artístico era Yátu, y sin duda se trataba de uno de los intérpretes más importantes que habíamos tenido en tarima.

Recuerdo que al terminar su presentación estábamos sentados en unos pufs ubicados a unos cien metros del escenario. Conversábamos sobre la vida, la música, el amor en fin, hablábamos de todo. Yo escuchaba absorta todas esas maravillosas e increíbles historias que dieron vida a los fabulosos y exitosos temas musicales tan conocidos en la historia del *rock* venezolano, como *Uñas Asesinas* y otras más. Tarareábamos en medio de unas copas de vino el coro de la canción *Vampiro*, cuando, de repente sentí un dolor inesperado en uno de mis costados, ¡no podía creerlo la ansiedad estaba jodiéndome de nuevo la existencia! ¿Pero qué es esto?, Dios mío ¿por qué permites que me pase esto?, ¿acaso nunca volveré a tener una vida normal?, eran preguntas que me hacía.

En segundos, había pasado del éxtasis al miedo. Interrumpí la conversación diciendo que se me había presentado un inconveniente, y simulando que atendía una llamada telefónica, me despedí en medio de la rabia y la desesperación subí al auto y conduje lo más rápido que pude. Yo seguía maldiciendo y preguntándole a Dios: ¿por qué me haces esto?, ¿acaso no volveré a tener una vida normal? ¡No es justo que me hagas sufrir de esta forma! —gritaba desesperada, mientras un mar de lágrimas rodaba sobre mis mejillas. Una vez que llegué a casa, busqué agua fría, y sin pensarlo dos veces me tomé un tranquilizante de los más fuertes que tenía para casos de emergencia.

Los siguientes días de grabación fueron una tortura. Ya no disfrutaba mi trabajo; solo vivía preguntándome cuándo sería mi próximo ataque de ansiedad. Al finalizar el rodaje vinieron otras dos nuevas temporadas que tuve que aceptar, ya que había adquirido compromisos con el equipo de trabajo. Pensé que podía manejar la situación, pero al finalizar la tercera temporada y habiendo cumplido con todos mis deberes como productora ejecutiva, decidí alejarme de los medios. Sentía que no estaba en condiciones para continuar. Con mucha tristeza tuve que aceptar que primero debía encontrar la forma de controlar mi ansiedad para seguir trabajando.

Mi vida profesional se detuvo y yo no puse resistencia. Sabía que para volver a disfrutar de la vida debía encontrar una solución a mi trastorno. Había aceptado mi condición, y sabía que tenía un largo camino por recorrer. Estaba dispuesta a empezar de cero, a desaprender y aprender nuevamente cosas que ya tenía arraigadas en mi mente. Todo lo que había hecho eran solo paños de agua tibia. Yo necesitaba más que eso. Estaba decidida a encontrar la cura para mi ansiedad, donde finalmente y después de tantos años, me di cuenta de que no se trataba de encontrar la cura, sino de tener el control de mis pensamientos.

TESTIMONIOS

La idea de publicar este libro se debió en gran parte a la interacción en la cuenta de Instagram *@ansiedad2.0*, donde comencé a recibir testimonios interesantes de personas que fueron diagnosticadas con trastorno de ansiedad. A continuación mostraré algunos que llamaron especialmente mi atención debido a la diversidad de su contenido. Aquí te darás cuenta de que la ansiedad no tiene distinción social ni de género.[2]

---

2 Hemos cambiado los nombres para mantener a resguardo la identidad de las personas.

Hola, me llamo Alonso y tengo 25 años. Soy un deportista reconocido y he ganado varias medallas representando a mi país. Tuve una infancia feliz. Recuerdo que mis padres me llevaron a clases de natación a la edad de siete años aproximadamente, las cuales disfrutaba a plenitud. Nadar era lo máximo para mí.

Cuando alcancé la mayoría de edad decidí mudarme solo. Me sentía muy bien por el hecho de estar en un espacio donde tenía el control de todo. Lentamente comencé a desordenarme con la comida y el descanso. Mis amigos planeaban fiestas en mi departamento semanalmente, y yo algunas veces me quedaba dormido en el sofá, era un completo desastre. Un día desperté más tarde de lo normal, así que me monté en el coche y comencé a conducir a una velocidad más alta de lo habitual.

No sé si por el hecho de no haber dormido lo suficiente, comencé a visualizar en mi mente imágenes de una escena que me parecía haber vivido: era como un déjà vu. Allí veía cómo otro auto se salía de control y me impactaba de frente. Comencé a sentirme muy asustado.

Mi corazón comenzó a latir tan fuerte que tuve que buscar un sitio en medio de la avenida más concurrida de la ciudad para poder detener el coche y tratar de calmarme, pero después de unos minutos el miedo se acrecentaba y fue imposible para mí, seguir conduciendo. Comencé a temblar y mi corazón latía a mil. Mis médicos dijeron que estaba sufriendo un ataque de ansiedad, pero yo no lograba comprenderlo. Se trataba de un término nuevo para mí.

Días más tarde, comencé a ir a terapia, pero alguien tenía que llevarme y traerme, yo era incapaz de conducir. El solo hecho de sentarme en el asiento del coche me producía taquicardia. No podía soportarlo, mi miedo a conducir se acrecentaba cada vez más. Yo estaba por creer que me volvería loco.

Una mañana mientras disfrutaba un delicioso té negro en compañía de mi madre, salió a relucir el tema del accidente de tránsito que nos ocurrió cuando yo tenía alrededor de dos años. Yo quedé perplejo. No podía creer lo que mis oídos estaban escuchando. Mientras mi madre comentaba aquella horrible escena, yo me daba cuenta de que era similar a la que visualicé el día de mi ataque de pánico.

Ahora todo cobraba sentido. Increíblemente, mi inconsciente había grabado esas imágenes y trataba de alertarme para que no me ocurriera de nuevo.

El inconsciente de Alonso estaba advirtiéndole que debía conducir con cuidado. Esto no sucede a menudo, pero está claro que nuestra mente registra todas nuestras vivencias. Hay personas que incluso dicen recordar el momento de su nacimiento, aunque algunos opinan que es imposible. Más allá de esto, a mi parecer considero que los recuerdos de eventos traumáticos pueden llegar inesperadamente para advertirnos y ponernos en estado de alerta, generando estados ansiosos permanentes. Es algo atípico, pero ya algunos neurocientíficos afirman que la mente no borra ninguna vivencia de su disco duro y que puede sacar a relucir ciertos recuerdos cuando algún archivo se conecta con algún evento en tiempo presente.

Saludos, gente de @ansiedad2.0. Mi nombre es Mónica, tengo 28 años y resido en la ciudad de Nueva York desde hace una década. Desde que me divorcié, hace dos años, no he podido volver a tener contacto íntimo con ningún hombre. Nací en Quito, y recuerdo que disfruté mucho durante mi niñez. Siempre tuve los juguetes y la ropa de la temporada, ya que una de mis tías que vivía en España se encargaba de renovar mi armario cada diciembre cuando iba a pasar Navidad con nosotros . Me sentía muy feliz, amada y consentida por toda mi familia.

Recientemente conservo muy lindos recuerdos de mi niñez, pero la situación comenzó a cambiar en la época de mi adolescencia. A la edad de quince años, empecé a sufrir acoso sexual por parte de uno de mis profesores de canto y eso definitivamente marcó mi vida en un antes y un después.

Siempre me apasionó cantar. Desde niña tuve una voz hermosa, o al menos eso decían mis padres. Me encantaba mirarme al espejo y bailar las canciones del momento. Me vestía con la ropa de mi madre y comenzaba a doblar como toda una profesional. Soñaba con ser una gran artista y no me daba pena demostrarlo en público como normalmente sucede con la mayoría de niños..

Pasó el tiempo y a la edad de 17 años mi voz había cambiado al punto de no poder alcanzar las notas a las que estaba acostumbrada a cantar. Pensaba que eso solo les sucedía a los hombres. Yo me sentía realmente triste y frustrada. Sin embargo, mis padres decidieron ponerme un profesor de canto, el cual me daría clases todos los sábados por espacio de dos horas.

Cuando por fin iniciaron las clases de canto yo estaba muy feliz. Conocí varios niños y adolescentes con quienes practicaba constantemente y me divertía mucho. Al cabo de unas semanas, el profesor les comentó a mis padres que comenzaríamos un ciclo personalizado, donde me ayudaría a terminar de pulir algunas técnicas vocales, ya que pronto él se mudaría de ciudad. Mis padres accedieron y se sintieron muy afortunados de que yo tuviera clases personalizadas de canto para poder perfeccionar todo lo que estaba aprendiendo y poder convertirme en toda una estrella del pop.

Finalmente había llegado el día. Mi ciclo personalizado estaba por comenzar. Recuerdo que entré a salón de canto el cual estaba ubicado en el semisótano de un edificio ubicado en un sitio alejado del ruido y del tráfico. Abrí la puerta y pude ver que el profesor se acercaba rápidamente para recibirme. Al saludarlo, pude notarle una sonrisa extraña. Me pidió que me sentara frente a él. Comenzamos a calentar la voz con los ejercicios que normalmente realizábamos antes de iniciar, pero de repente me hizo señas con la mano para que me detuviera, así que callé.

De pronto, el profesor se levantó de su silla y comenzó a caminar lentamente a mi alrededor diciéndome que si seguía sus instrucciones podría alcanzar la fama y el reconocimiento que yo siempre había soñado. Recuerdo que pasó una mano por mi pecho y luego empezó a frotar mis piernas con ambas manos. Incluso llegué a sentir un asqueroso aliento a alcohol. Todo fue tan inesperado, que en un momento pensaba que estaba teniendo una pesadilla. Me quedé paralizada, las piernas comenzaron a temblar y sentía que no podía hablar.

En ese punto, hice lo posible por gritar y finalmente lo hice tan fuerte que por suerte llegó uno de los vecinos a golpear la puerta insistentemente. Yo salí corriendo despavorida. No podía hablar. Lloré desconsoladamente pero no comenté nada a mis padres por temor a que pudieran encerrarme y no darme más permisos para salir con mis amigos. Ese día al regresar a casa solo mencioné que me sentía indispuesta y me encerré en mi cuarto. No volví a salir a divertirme con mis amigos durante un largo período de tiempo y mis padres lo atribuyeron a mis cambios hormonales de la adolescencia.

A partir de entonces comencé a usar ropa ancha que no dejara ver mis atributos. Entonces me refugié en la comida, e incluso llegué a sufrir sobrepeso. A pesar de mi dejadez, cuando tenía que salir a la calle, podía escuchar a los hombres diciéndome toda clase de obscenidades. Siempre fui voluptuosa, pero con mi aumento de peso creo que llamaba más la atención y eso me deprimía. Pasado un tiempo logré ir a la universidad y terminar mi carrera. No fui mujer de tener muchos novios, pero un chico en particular volvió a despertar en mí el fuego del amor. Se llamaba Rodrigo y estudiaba leyes al igual que yo, en la Universidad Central del Ecuador. Nos hicimos los mejores compañeros, y un año después de culminar nuestros estudios tomamos la decisión de unir nuestras vidas para siempre. Sentía que Rodrigo era un hombre especial, todo me agradaba de él. Sentía que había hecho la elección correcta en el amor.

Al cabo de un año de casados fuimos a una fiesta, y al regresar a casa yo quería descansar. Me sentía exhausta. Fui a darme un baño mientras Rodrigo se preparaba un whisky.

Una vez en el cuarto, ya lista para dormir, noté que él se acercaba dando traspiés y diciendo cosas sin sentido, pero dentro de sus palabras noté que estaba molesto porque yo me había acostado a dormir y él quería sexo. Normalmente lo teníamos una vez por semana, pero últimamente no habíamos tenido ningún tipo de contacto íntimo.

Recuerdo que me gritaba que yo debía cumplir con mis labores de esposa. Luego, me tomó del cabello y me empezó a quitar el pijama. De inmediato su aliento a alcohol me hizo recordar aquella escena con el asqueroso profesor de canto. Mi reacción fue darle una cachetada a Rodrigo y encerrarme en otro cuarto.

Luego de ese terrible evento pasaron algunas semanas, pero mi repulsión hacia Rodrigo era inevitable. El solo hecho de tocarlo me producía asco. Durante varias noches me despertaba asustada, inexplicablemente. Solo quería salir corriendo, definitivamente quería estar sola..

Finalmente y luego de muchos intentos de restablecer nuestra relación, Rodrigo y yo terminamos divorciándonos. Porque la ansiedad que me generaba estar con él era peor que cualquier otra cosa. Mi madre me culpaba por haber perdido a un gran hombre, pero lo que ella no sabía era que yo tenía un terrible trauma que había elegido sufrir en silencio.

En el testimonio de Mónica, podemos apreciar que sus crisis de ansiedad tuvieron un único detonante: el acoso sexual que sufrió en su adolescencia. A pesar de haberlo callado, no evitó que su mente trajera esos incómodos recuerdos una y otra vez. Su inconsciente le refrescaba la memoria con flashes de su horrible experiencia de la que salió ilesa físicamente, pero mentalmente había sido afectada y ahora esos recuerdos le estaban pasando factura.

■

Hola, amigos de @ansiedad2.0, mi nombre es Miriam y les escribo porque estoy pasando por una situación crítica con mi esposo, quien actualmente tiene 45 años, y hace unos días comenzó a sentir mucho miedo a la hora de dormir.

Tony siempre se había caracterizado por ser un hombre atlético. Tiene buena estatura y una condición física que muchos amigos de su edad o incluso menores le envidiaban. Siempre le había gustado ejercitarse y cuidarse, o al menos eso era lo que yo creía. Normalmente teníamos una rutina de lunes a viernes de levantarnos a las 5: 00 a. m. para salir a ejercitarnos. Luego tomábamos el desayuno siempre muy equilibrado teniendo en cuenta las cantidades necesarias de proteínas y carbohidratos; después nos preparábamos para salir a nuestros respectivos lugares de trabajo.

Normalmente Tony tenía una agenda bastante apretada. Como buen asesor de bienes raíces en la ciudad de Miami, era normal entender que debía estar siempre en reuniones con futuros clientes y con su personal de trabajo. Usualmente Tony regresaba a casa a eso de las diez de la noche, comía un sándwich, se tomaba un trago, se duchaba y luego se iba a la cama, alrededor de las once.

Los días en que tenía reuniones tipo coctel —que eran muchas últimamente—, descansaba entre 3 y 4 horas nada más. Yo estaba preocupada por el poco descanso que tenía, pero cada día lo veía levantarse de la cama con mucho ánimo.

Hace unas semanas Tony estaba duchándose como normalmente lo hacía antes de ir a la cama, y de pronto escuché que me llamaba entre gritos. Fui rápidamente porque pensé que se había caído, pero lo encontré sentado en la tina. Me decía que no podía levantarse y que sentía mucho dolor en el pecho.

Rápidamente llamé a un médico, quien me indicó que le introdujera una aspirina debajo de la lengua mientras él llegaba. Así lo hice. En ese momento Tony parecía ser una persona totalmente distinta; lo notaba débil, nada que ver con ese hombre atlético y de voz gruesa. Tenía la mirada perdida y se sujetaba a mi brazo suplicando que no lo abandonara.

Cuando el médico llegó, Tony se abalanzó hacia él, insistiéndole que no lo dejara morir. El dolor en el pecho era muy fuerte, al parecer. Pero el médico determinó que no se trataba de un infarto. Tony tenía osteocondritis, lo que es igual a un extremo dolor en los músculos o huesos de la zona del pecho, debido a un traumatismo, una mala postura o tal vez a un exceso de tensión. Le aplicaron unos analgésicos y durmió ocho horas seguidas, cosa que nunca antes vi que ocurriera en el ciclo habitual de sueño de Tony.

Al día siguiente le realizaron los exámenes necesarios para descartar que no existiera alguna otra infección o patología que pudiera estar escondida, pero los médicos confirmaron que el dolor en el pecho de Tony era producto de una osteocondritis, sin embargo, a pesar del diagnóstico que era muy favorable, Tony parecía estar muy angustiado. Estaba sudando y con las manos temblorosas. No hablaba. Solo pedía terminar con todo para poder regresar a casa.

Los médicos, al ver su reacción un tanto extraña, decidieron realizar unas últimas pruebas para verificar que Tony no estuviera usando sustancias que pudieran estar interfiriendo con su estado mental y anímico. Yo autoricé que hicieran todo lo que estuviera al alcance para ayudar a regresar a mi marido a la normalidad. Me dolía verlo así, indefenso y susurrando como un niño cuando pide ayuda a sus padres.

Cuando llegaron los resultados de las pruebas de sangre, no podía creerlo. Tony estaba usando cocaína. Así lo confirmaron los análisis. Me sentía decepcionada. Me negaba a creer que yo no hubiera sido lo suficientemente astuta para pensar en esa posibilidad. No era normal que alguien pudiera rendir tanto con tan solo cuatro horas de descanso. Era absurdo. Me sentía culpable de no haber sido capaz de reconocer que algo extraño estaba sucediendo.

Actualmente Tony está medicado con analgésicos y ansiolíticos, mientras logra equilibrar su estado mental. Quise compartir este testimonio para que estemos más pendientes de cualquier cambio de rutina que pueda tener nuestra pareja, hijos, familiares o amigos. Cualquier cambio, por pequeño que sea, puede ser una gran pista detrás de un terrible problema.

En el testimonio de Miriam podemos ver que el exceso de trabajo y el uso de drogas llevaron a Tony a un punto en el que su cuerpo le estaba reclamando que debía detenerse. Hay personas a las que un incorrecto estilo de vida puede llevarlas a sufrir infartos fulminantes, pero afortunadamente en este caso, el ataque de pánico fue un aviso y una oportunidad para que Tony entrara en sí y pudiera reflexionar sobre su ritmo de vida para poder cambiar los hábitos que le estaban dando problemas.

■

Buen día. Aprovecho la oportunidad para saludarles y enviarles mi testimonio. Soy una mujer de 42 años. En este momento puedo decir que tengo una vida plena, pero hace unos años pensé en quitarme la vida, porque los ataques de pánico, una vez que llegaron, reincidían una y otra vez sin dejarme descansar, hasta el punto de quedar totalmente exhausta y sin ganas de trabajar ni de pensar en mi futuro.

Al hablar de mi infancia, puedo decir que fui una niña muy feliz y consentida por mis padres. Mi mamá era abogada y mi padre era piloto de una importante aerolínea comercial. Siempre tuve todo lo que quise y cada fin de año viajábamos a un país distinto, ya que mi padre obtenía muchos beneficios otorgados por la aerolínea en la que trabajaba. Me consideraba merecedora de todo.

A medida que fui creciendo, mi ego lo hizo también. Recuerdo que trataba muy mal a las empleadas domésticas que trabajaban en mi casa. Hubo una escena terrible donde le grité a una de ellas, diciéndole que me daba asco su comida. Mis padres nunca me reprochaban, siempre me consentían porque yo era hija única, así que eso me daba carta abierta para hacer lo que me viniera en gana.

Al terminar mi secundaria me hice novia de alguien mayor. Bueno, se trataba de un hombre de treinta y cinco años. Se llamaba Andrés. Casi me doblaba la edad, pero yo me sentía en las nubes. El tipo era extremadamente apuesto. Siempre que salíamos se robaba la mirada de las mujeres —y de algunos hombres—. Su estatura era de 1,75 m, sus ojos eran verdes y su piel de color canela. Su cabello era semiondulado, con visos de color caramelo. Su dentadura era blanca y perfecta, ¡era el sueño de cualquier mujer! Yo estaba absolutamente perpleja con su belleza, así que accedía a casi todas sus peticiones.

Un día por la mañana, luego del desayuno, me advirtió que yo debía regresar a la casa de mis padres porque ya el dinero no nos alcanzaba. Yo trataba de no comer mucho, pero él necesitaba enormes porciones de proteína, varias veces al día, para mantener su cuerpo. Él Iba al gimnasio todos los días y también usaba esteroides y anabolizantes. Para todo eso tenía que haber dinero, excepto para mí.

Durante seis meses estuve quitándole efectivo prestado a mis padres para poder cumplir con las exigencias de mi novio. Mis padres al verme siempre pidiéndoles dinero, me rogaban que regresara, pero yo solo quería estar con Andrés. Me sentía tan bien, que no me importaba darle la cantidad que fuera necesaria para que estuviera conmigo.

Sin embargo, esa mismísima noche, justo cuando regresaba de pedirle dinero a mis padres, al abrir la puerta de la habitación que quedaba al lado de la sala, encontré a Andrés teniendo relaciones sexuales con otra mujer en un sofá que yo misma había comprado días atrás en una oferta. Empecé a gritar como una loca maniática y comencé a lanzarle objetos como vasos y platos. Esa noche fue un desastre, quería matarlos. Los vecinos llegaron aturdidos por el ruido. Finalmente, pasé la noche llorando dentro de mi coche. Pero unas horas más tarde, Andrés fue a pedirme perdón, me dijo que todo había sido una trampa que esa mujer le había puesto. Juró que nunca más volvería a suceder y se arrodilló para decirme entre lágrimas que me amaba. Y yo le creí.

Pasó el tiempo y un día salí más temprano de lo habitual y quise sorprender a Andrés en el gimnasio. Recuerdo que fui a comprarle sus pasteles vegetarianos favoritos, así que apuré el paso para que llegar justo a tiempo calculando que hubiera terminado su extenuante rutina. Entré al gimnasio y luego de saludar, me informaron en la recepción que Andrés no había ido a entrenar aquella mañana. De inmediato empecé a llamarlo, pero no contestaba. Comencé a pensar que tal vez lo habían robado y que podría estar en algún lugar de la ciudad corriendo peligro. Salí despavorida del gimnasio, eran las doce del mediodía. Recuerdo que visualicé la acera del frente y decidí acercarme a un pequeño bar que estaba repartiendo muestras de cerveza artesanal. Rápidamente me acerqué a la puerta y decidí entrar para esperar que Andrés me llamara de vuelta. Yo estaba desesperada y no podía pensar con claridad. No sabía qué hacer. Estaba lloviendo, así que aproveché para hacer tiempo mientras escampaba. Sé que muchos no creerán lo que contaré a continuación, pero los hechos ocurrieron exactamente como los describiré: luego de entrar al bar, quise ubicar una mesa que estuviera alejada del ruido y de la aglomeración. Así que decidí caminar hacia uno de los extremos. A medida que me fui acercando, yo comenzaba a reconocer el perfil de Andrés. En ese momento, froté mis ojos para confirmar lo que en efecto estaba observando. Decidí ubicarme estratégicamente para que no pudiera descubrirme. Esperé unos cinco minutos y de pronto me di cuenta que Andrés le acariciaba el rostro a otro hombre en medio de sonrisas y miradas llenas de picardía. No sé como pude aguantar tanto tiempo viendo aquella escena. Mis piernas comenzaron a temblar y al mismo tiempo comencé a sentirme mareada, a tal punto que comencé a vomitar en ese mismo instante. En seguida, el gerente del bar me preguntó si necesitaba una ambulancia, entonces Andrés al verme, se levantó y se acercó rápidamente. La escena era muy confusa. Lo poco que recuerdo es que yo le pedía a Andrés que se alejara de mí. Le gritaba que no me tocara. No quería mirarlo. Sentía ira, rabia, tristeza y todas las emociones negativas que se puedan imaginar. No era posible que yo hubiera hecho sufrir a mis padres por culpa de ese pervertido.

Luego de unos minutos llegó la ambulancia, y al cabo de dos horas en observación clínica llegaron mis padres. Les pedí perdón y lloramos juntos. Yo estaba adormecida porque me habían aplicado algunos calmantes. Definitivamente, lo que ocurrió aquel día en el bar había cambiado mi vida para siempre. Finalmente yo había tocado fondo.Luego de varios días comencé a estabilizarme emocionalmente, pero cada vez que pensaba en Andrés, comenzaba a sentir náuseas y temblor en mis piernas.

Creo que la vida nos advierte de cualquier manera. A partir de allí, no me volví a fijar en el físico. Comencé a reestructurar mi vida, y a pesar de que normalmente siento temor cada vez que estoy en planes de tener alguna cita, nada se compara con los síntomas que tuve cuando descubrí la doble vida de Andrés. Ahora luego de un tiempo, siento que tomé consciencia de mí. Es increíble, pero cuando me descuido en el plano alimenticio o mental, empiezo a tener síntomas de ansiedad. Es como si mi cuerpo estuviera advirtiéndome a través del dolor que necesito reconsiderar la manera en la que estoy actuando o pensando ante situaciones inciertas.

Una emoción relacionada con eventos desagradables o dolorosos, puede llevarte a crisis de ansiedad. Sin embargo, Mónica tuvo la capacidad de tomar consciencia de su vida y de haber tomado esa vivencia como una experiencia que seguramente le ayudará a tomar mejores decisiones en el plano sentimental.

HERRAMIENTAS

Llegamos al punto donde te contaré sobre mis descubrimientos alternativos para sobrellevar la ansiedad. Son tan fáciles de conseguir, que no creerás que cosas tan aparentemente sencillas puedan tener efectos estabilizadores tan poderosos. Algunas herramientas podrás llevarlas a dondequiera que vayas; otras son para determinadas ocasiones. La idea es que tengas múltiples opciones a la hora de una crisis. Sabrás que es la adecuada cuando sientas que puedes controlar tu respiración después de usarla.

En mi caso, cuando los síntomas se manifiestan, voy directo a utilizar alguna o varias de mis herramientas dependiendo de la intensidad del dolor. No he logrado evitar que los síntomas aparezcan, pero sí he podido controlarlos al punto de evitar crisis de ansiedad o ataques de pánico desde hace mucho tiempo.

Estoy segura de que la información que estás a punto de leer será de gran ayuda. Luego de esto, serás capaz de personalizar las herramientas según tus requerimientos a través de tu propio descubrimiento y el desarrollo de los sentidos que están más arraigados dentro de ti.

> AGUA FRÍA Y AMBIENTE FRÍO

Existen muchos mitos acerca de cuál es la temperatura correcta para tomar agua. De hecho, no existe ningún estudio que afirme que beber agua fría pueda causar daño. Además, si nos encontramos en un clima cálido lo ideal es tomar agua fría para bajar la temperatura y evitar la aceleración del ritmo cardíaco.

Me di cuenta de que tomar sorbos de agua fría cuando me sentía ansiosa reducía mis niveles de estrés. Esta fue una herramienta sencilla que comencé a usar diariamente. Notaba que un vaso de agua fría en ayunas me activaba los sentidos y me proporcionaba estabilidad durante mis episodios ansiosos. Así que dejé el café en ayunas y lo sustituí por agua. Nada mejor que comenzar el día con el organismo hidratado.

Recuerdo uno de mis profesores de Educación Física en una de sus clases, habló sobre el consumo de agua y nos advirtió que la deshidratación disparaba la hipertensión. Esas palabras quedaron grabadas en mi mente. Por eso ahora, además de mi bolso, siempre llevo un termo con agua fría a donde quiera que voy.

De igual manera, durante los momentos de ansiedad es recomendable que trates de encontrar un sitio con buena ventilación o aire acondicionado, y un lugar cómodo donde puedas recostarte.

> EUCALIPTO O MENTOL

Después de haber descubierto el efecto del eucalipto para despejar la mente, decidí comprar aceites y cremas que tuvieran esa esencia, y funcionó. Inhaladores, cremas, aceites, ungüentos, sprays e incluso bebidas o infusiones de eucalipto son las que más pueden ayudar en caso de que sientas sensación de asfixia o ahogo. El Vaporub se ha convertido en un "must have" personal y me ha sido de mucha utilidad cuando lo froto antes de dormir o cuando siento dolor de cabeza. Si el olor te parece exagerado, puedes frotarlo en el área de la nuca y detrás de las orejas. Poco a poco irás acostumbrándote al aroma y luego querrás sentir un poco más esa sensación de frescura.

En los últimos años la aromaterapia se ha convertido en una opción para liberar estrés, o simplemente para aromatizar un espacio. Una excelente alternativa es el uso de humidificadores o difusores de aire. Tener uno en el lugar de trabajo o en el cuarto transmite una sensación increíble de bienestar. También existen fragancias antiestrés en presentación de *roll-on* que puedes aplicar directamente en la frente o en la nariz. De cualquier manera, las esencias son muy prácticas y tienen la capacidad de ayudar a transportar tu mente a un lugar tranquilo.

> GOTAS DE VALERIANA

Debido a sus efectos sedantes y tranquilizantes, la valeriana es considerada como una de las plantas más utilizadas en la medicina alternativa. Si la tomas de la manera adecuada, puede ayudarte a conciliar el sueño o disminuir tus niveles de ansiedad. En las tiendas naturistas las puedes encontrar en dos presentaciones: gotas y pastillas.

Agrega de 10 a 20 gotas dos o tres veces al día en medio vaso con agua, sentirás sus beneficios tranquilizantes de manera natural.

> TÉCNICA DE RESPIRACIÓN 3.3.3

Una vez que te encuentres en un sitio alejado del ruido y hayas tomado algunas gotas de valeriana, o luego de haberte aplicado aceite de eucalipto, puedes recurrir a esta técnica de respiración, la cual consiste en tomar aire lentamente durante tres segundos, retener otros tres segundos, y luego soltarlo lentamente contando tres segundos más. Esto evitará que hiperventiles, y la sensación de frescura del eucalipto te ayudará a relajarte.

> REPETIR FRASES POSITIVAS

«Cuida tus palabras y ellas cuidarán de ti». Esta es la máxima del filósofo Luis Castellanos, quien ha dedicado años de investigación sobre el poder que ejerce el lenguaje en el cerebro. El experto sostiene que las palabras forjan nuestro mundo, y que el lenguaje positivo nos enseña a ver el lado favorable de las cosas. Está comprobado que si pronuncias frases como «yo puedo», «soy capaz» o «soy fuerte», tu cerebro comienza a modificar su actividad neuronal. Esto permitirá que tengas una visión más optimista, lo que en consecuencia evitará que entres en pánico.

> AGUA BENDITA

Sé que en este punto habrá muchos escépticos que menosprecien el poder de los sacramentales, pero es mi deber compartirte el efecto benéfico que ha producido en mí este instrumento que obtuve durante un retiro espiritual. Lo único que hago es aplicarla en mi frente o en el lugar donde sienta dolor, mientras hablo con Dios. Por algo los sacerdotes usan agua bendita para santificar objetos, lugares y personas.

> RETIROS ESPIRITUALES

Siguiendo en la onda de lo espiritual, quiero decirles que esta herramienta es perfecta para usarla al menos una vez al año. Definitivamente mi vida tuvo un antes y un después luego de haber asistido a un retiro llamado Emaús. Los retiros espirituales se realizan en espacios que están completamente alejados del ajetreo cotidiano y de cualquier distracción. Allí te dedicas a realizar actividades que te ayudan a conectar con tu parte espiritual, bien sea orar o meditar. Es una oportunidad que podemos brindarnos para encontrarnos con aspectos de nuestro ser interior a los que, debido a la rutina y demás ocupaciones, les prestamos escasa atención.

Hay distintos tipos de retiro, según las creencias u orientaciones de cada quien. Si practicas alguna religión, o incluso si eres agnóstico o ateo, te recomiendo que si tienes la oportunidad, consideres la posibilidad de hacer un retiro. Será una experiencia que te proporcionará descanso, reflexión y buena energía para continuar.

> LEER LA BIBLIA

Es otra herramienta muy subestimada. Pero déjame decirte que leer la Biblia o escuchar el evangelio del día, me ha permitido cambiar de manera instantánea el rumbo de malos pensamientos. Te recomiendo suscribirte a un canal de Youtube o a alguna aplicación en la que puedas obtener información y comentarios de personas que te guíen espiritualmente.

¿Sabías que la *Biblia de Gutenberg* fue el primer libro impreso que existió? Luego vinieron algunas reformas y traducciones hasta llegar a la biblia que conocemos actualmente y sin duda, esto nos da a entender la importancia de la fe y de los temas espirituales desde el inicio de los tiempos.

Cuando comencé a leer la Biblia por iniciativa propia, lejos de caer en el fanatismo me di cuenta de que este maravilloso libro tenía las respuestas más acertadas que ningún psiquiatra o psicólogo me dijo jamás. Era increíble el poder de la lectura bíblica para calmarme en los peores momentos de angustia y desesperación. Más de treinta versículos están dedicados a tratar temas como la depresión, la ansiedad e incluso el estrés.

Si te interesa y quieres comenzar una lectura Bíblica, puedes recurrir a diversas aplicaciones que son posibles de descargar en el teléfono y decidir el plan perfecto según tus requerimientos. También puedes escuchar o visualizar a través de YouTube el evangelio del día,   reflexiones o incluso conferencias dictadas por sacerdotes o teólogos que están dispuestos a ayudarte en los momentos de mayor tribulación.

> VÍDEOS O IMÁGENES GRACIOSAS

"Tu sonrisa te salva", así se titula un audio del conocido escritor y médico argentino Jorge Bucay que podemos encontrar en YouTube. Allí Bucay nos habla de la necesidad de reírnos incluso en medio de la adversidad. A pesar de que vivimos situaciones estresantes, llenas de dolor, angustia y desesperación, necesitamos equilibrar nuestro estado de ánimo, y una excelente opción es visualizar imágenes graciosas —vídeos, memes, *stand up comedy, y muchos otros contenidos que nos permitan hacer terapias divertidas*—. Cuando reímos nuestro cerebro segrega endorfinas y oxitocina, las hormonas encargadas de causarnos felicidad y placer. Ríete, y automáticamente te sentirás mejor, te olvidarás por un momento de los pensamientos y síntomas que te generan malestar.

Reír es gratis y créeme que dormirás mejor. Si mejoras el sentido del humor, incluso notarás que tu ambiente laboral se torna más agradable y menos monótono. Te sentirás tan bien, que siempre buscarás una ocasión para poder disfrutar de los maravillosos beneficios de la risa.

> ESCUCHAR MÚSICA ALEGRE

A mí me vine bien el silencio, pero hace poco hice una encuesta cuyos resultados arrojaron cifras que indican que un gran número de personas se siente mejor al escuchar música alegre. Este tipo de música incita al canto o al baile, son ritmos por lo general un poco rápidos y con melodías pegajosas. Podemos escucharla en algunos centros comerciales o en tiendas de ropa y se usan precisamente para bajar el estrés generando un ambiente agradable para las personas, brindándoles un espacio cómodo y tranquilo para comprar. Algunos especialistas en música, lo han definido como género *deep house* el cual se puede combinar o versionar con temas retro que nos transportan en el tiempo trayéndonos recuerdos de bienestar. Escuchar música alegre, disminuye los niveles de cortisol, hormona encargada de producir estrés en la sangre. En definitiva, cuando escuchamos música que nos hace cantar o bailar, nuestro estado de alerta se ve reducido y nuestro cuerpo y mente lo agradecen disminuyendo o desapareciendo los síntomas producidos por el estrés y la ansiedad.

> ACARICIAR A TU MASCOTA

Si no tienes, ¡es hora de adoptar una! Está comprobado que cuando acariciamos a nuestra mascota, nos sentimos más tranquilos. Además, cuando salimos a dar los paseos de rutina, podemos liberarnos del estrés. Caminar con ellas al aire libre y respirar aire fresco nos ayuda a calmar nuestro estado ansioso y nos permite enfocar la mente en otro tipo de pensamientos al observar el maravilloso entorno que nos rodea.

> LLAMAR A UN AMIGO

Todos deberíamos contar con una persona a quien podamos contarle nuestras penas sin producirnos ningún tipo de vergüenza. Si no has compartido tus desdichas con alguien, tal vez estés desperdiciando el beneficio que puedes obtener desahogando tus tristezas. Siempre es bueno tener a esa persona de confianza a quien puedas contarle todo sin temor a ser juzgado. Ábrete al mundo y muéstrate como eres. Si tienes algo qué confesar, ¡hazlo ahora!, ¿qué puedes perder? Eres un ser humano y no eres perfecto. Créeme que cuando te muestras al mundo tal como eres, te liberas de un gran peso, es mucho más fácil cuando las cargas se comparten. Eso sí, elige bien a esa persona, no querrás ser la comidilla de nadie.

> JUEGOS

Desde niña siempre me gustaron los videojuegos. Algunas veces se vuelven adictivos, pero definitivamente pueden cambiar el foco de tus pensamientos. He sido capaz de pasar horas jugando sin haberme preocupado por algún motivo. También me ha funcionado jugar ludo o parqués. Es increíble como mi mente se va aislando de la angustia.

Darme cuenta de que podía pasar horas sin tener pensamientos catastróficos y obsesivos mientras jugaba, definitivamente me hizo tomar esta herramienta como una de las mejores para avivar ese niño que todos tenemos dentro y con el que siempre permaneceremos conectados.

A partir del año 2000 se empezaron a realizar en la Universidad de Canadá una serie de estudios relacionados con el efecto de los juegos en personas con rasgos asperger. Posteriormente el campo de investigación se fue ampliando, abarcando otras dolencias como trastornos de la conducta alimentaria, el alzhéimer, la ansiedad e incluso el cáncer. Los resultados arrojaron que el efecto de los juegos en este grupo de personas fue positivo.

Cada vez son más los centros de salud que apuestan por adecuar espacios para la distracción y el ocio dentro de sus instalaciones con el fin de que sus pacientes puedan disfrutar de talleres, actividades o de juegos que les permitan por un momento olvidarse del dolor. Así que diviértete sin remordimientos y ¡deja fluir tu niño interior!

> DESCONECTARSE

Si ves que nada de lo anterior te hace efecto, ¡desconéctate! Sí, apaga tu móvil y verás cómo automáticamente vas entrando en un estado de tranquilidad. Regálate un tiempo dentro de todo lo que tengas pendiente por hacer. Además, si la mayoría de las veces que te conectas es para visualizar noticias amarillistas, o para *stalkear* a tu ex, lo mejor es que te desconectes por un buen tiempo. Puedes comenzar bloqueando o dejando de seguir cuentas o perfiles que te llenan diariamente con información alarmante y noticias falsas. No caigas en el juego de publicar o de pasar cadenas de WhatsApp de noticias que no han sido verificadas por entes oficiales. Finalmente, puedes optar por crearte un horario determinado para revisar tus redes, tener horas específicas para chatear o revisar información es uno de los hábitos más sanos para que tu mente sea más productiva y menos catastrófica.

LA PARTE POSITIVA

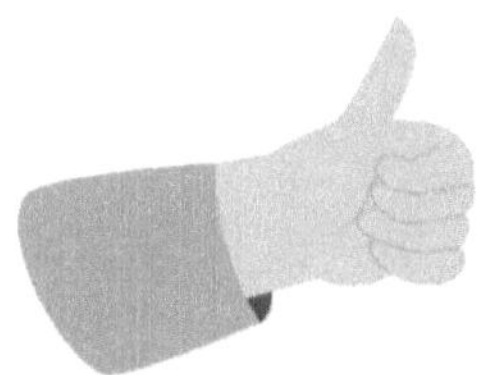

Puede sonarte descabellado, pero la ansiedad tiene su lado positivo. Cuando comencé a padecerla, al principio me sentía como una mujer desgraciada y con la vida hecha pedazos. Sentía que estaba muriendo en vida, pero luego de haber encontrado el modo de controlar mis estados ansiosos, me di cuenta de que la ansiedad había llegado a mi vida para mejorar mis hábitos, para aprender a conectarme con Dios y para reflexionar sobre mi vida y mis decisiones.

Pensar que la muerte es lo único seguro que tenemos me hizo tomar conciencia y replantear muchas cosas sobre mi ritmo de vida. Empecé a darle más importancia a mi mente. No significa que haya descuidado mi cuerpo; por el contrario, prestar más atención a mis pensamientos, me permitió valorarlo como nunca lo había hecho. Ahora me acepto y me amo, las arrugas, las canas o los kilos de más son bienvenidos. Prefiero ser una mujer sana mentalmente, a ser una mujer llena de prejuicios y pensamientos distorsionados acerca de la belleza.

Es importante que sepas que la parte positiva solo podrás verla si tienes el deseo de cambiar, y eso únicamente llega cuando empiezas a tomar conciencia de tu ser espiritual. A continuación te cuento los aspectos positivos más relevantes que pude obtener gracias a la ansiedad:

• TOMÉ CONCIENCIA DE MI CUERPO

Me di cuenta de que los seres humanos somos muy frágiles. Basta ver las cifras de afectados por virus, bacterias y agentes microscópicos que nos hacen caer en cama, e incluso morir. Es por ello que debemos cuidar nuestro cuerpo y nutrirlo con alimentos que le aporten vitaminas, minerales y complementos necesarios para su óptimo funcionamiento.

Un descanso adecuado y un plan de entrenamiento también resultan muy saludables para nuestro organismo. Aprendí, a través de reconocidos médicos y expertos en neurociencias y *mindfulness*, que el ejercicio es otra forma en la que podemos liberar endorfinas y antioxidantes capaces de retrasar el envejecimiento celular.

Cuando me di cuenta de los estragos que los hábitos dañinos habían ocasionado a mi organismo, quise recuperarlo. Deseaba mi cuerpo sano y libre de químicos. Solía tinturar mi cabello de diversos colores y usaba esmalte de uñas, pero poco a poco fui enterándome de la cantidad de agentes inflamables y nocivos como el formol, el amoniaco y gran cantidad de metales pesados que ingresan al cuerpo a través de dichos productos. A partir de allí empecé a ser más cuidadosa y a reemplazarlos por artículos que tuvieran ingredientes más nobles para el cuerpo y que no estuvieran testeados en animales.

• TOMÉ CONCIENCIA DE MI MENTE

Ya mencioné que luego de convivir tantos años con la ansiedad, aprendí a verla como una maestra que me enseñó a través del sufrimiento. Reza un viejo refrán: "Que los diamantes más hermosos deben aguantar altas temperaturas y la presión más despiadada." Así que imaginé que yo era ese diamante que estaba siendo pulido a través del dolor.

En este punto quiero añadir que las personas con rasgos asperger algunas veces tenemos actitudes que nos hacen ver como personas presumidas. Pero un día, luego de haber conversado con uno de mis *coaches* espirituales, decidí mostrarme tal cual era. Me "desnudé" y comencé a revelar todos mis defectos y debilidades. Dejé de ser la mujer autosuficiente y le di paso a la mujer que necesita de otros para lograr objetivos. Pedir ayuda ya no era para mí motivo de vergüenza, claro está que todo debe ser de manera objetiva. No abusar es la clave para no malacostumbrarnos y terminar siendo dependientes. Todo está en saber ponernos límites y tratar de ser equilibrados.

• ENCONTRÉ LA PAZ DE MI ALMA

A través de la oración encontré una conexión con Dios que nunca imaginé. Siempre había tenido la idea de que Dios era un ser castigador y que estaba a la espera de nuestro mínimo tropiezo para condenarnos. No obstante, en medio de mis peores crisis conocí su amor de una forma inesperada.

Recuerdo que durante uno de mis viajes decidí subir un cerro que era reconocido como sitio turístico en la ciudad donde me encontraba, y a pesar de que tenía teleférico, yo quería subirlo a pie. Al principio todo estaba bien, pero cuando llegué a la mitad, estaba muerta de miedo. Yo iba con una amiga y Dios se manifestó a través de ella.

En medio de mi llanto y sensación de asfixia, mi amiga comenzó a decirme palabras que trajeron paz a mi alma y que ella jamás hubiera sido capaz de decir en un estado normal. Eran palabras que me estaban dando un mensaje de fuerza, y así logré llegar a la cima. Entendí que Dios me había hablado a través de ella. Él se nos puede presentar de distintas maneras: a través de las palabras de un amigo o de un desconocido, a través del canto de un ave, a través de los consejos de tus padres, a través de inesperadas situaciones que nos llenan de amor, optimismo y paz.

Aprendí que Dios había perdonado mis pecados y que todas mis cargas debía dejárselas a Él. Creer que Dios me ha sostenido en los peores momentos de angustia, y sin su presencia estoy segura de que ninguna de las herramientas podría funcionarme.

Saber que Dios está conmigo es para mí la sensación más plena de bienestar que pueda existir. Eso no significa que ya no sienta miedo; puedo sentir miedo, pero el miedo ya no es capaz de dominarme.

• REPLANTEÉ MI VIDA LABORAL

A pesar de que pude desempeñarme varios años como comunicadora, abandonar mi trabajo me llevó a enfocarme en el negocio familiar. Luego de ese terrible episodio de ansiedad que hizo que me retirara de cualquier proyecto audiovisual, sentía que la comunicación era algo que ya no quería hacer. Me resistía a entablar nuevas relaciones sentimentales, de trabajo o negocios. Yo solo quería curarme.

Tiempo después acepté que no existía cura para la ansiedad. No podía seguir perdiendo mi tiempo y dinero probando métodos inservibles. Entonces me puse en marcha para retomar mi gusto por la comunicación. Supe que si controlaba mi ansiedad podría hacer cualquier cosa que me propusiera, y nada mejor que regresar a la comunicación a través de este libro. Confieso que nunca imaginé escribir sobre trastornos mentales, pero es algo que siento como un propósito y un deber.

La vida tiene etapas y no debemos apegarnos. Necesitamos trabajar en el aquí y en el ahora, acoplarnos a los desafíos y a las situaciones que el destino nos tenga preparados. En la transformación está el progreso.

• ACEPTO LO QUE NO PUEDO CAMBIAR

Como mencioné anteriormente, la aceptación es la clave para que sucedan los cambios. No es algo sencillo; al principio pareciera que estuviéramos resignándonos, pero esa es la voz del ego. Bajar las armas y dejar de luchar contra la realidad es algo que lleva tiempo y paciencia.

Si te cuesta entender los cambios que necesitas hacer en tu vida, te recomiendo que leas la plegaria de la Serenidad escrita por el teólogo Reinhold Niebuhr:

F. MORVAL

Señor, concédeme Serenidad para

aceptar todo aquello que no puedo cambiar,

el Valor para cambiar lo que soy capaz de cambiar

y Sabiduría para entender la diferencia;

viviendo día a día;

disfrutando de cada momento;

sobrellevando las privaciones

como un camino hacia la paz;

pidiendo como lo hizo Dios,

en este mundo impuro tal cual es

y no como yo creo que debería ser;

confiando en que obrarás siempre

el bien;

si yo me entrego a Tu voluntad,

de modo que pueda ser razonablemente feliz

en esta vida y alcanzar

la felicidad suprema

a Tu lado en la siguiente.

Amén.

¿QUÉ PUEDO COMER SI TENGO ANSIEDAD?

Imagina por un momento que estás en el desierto y que de la nada aparece un león gigantesco. Se encuentra a pocos metros y te observa fijamente. Ambos hacen contacto visual y puedes notar que le interesas y que probablemente te ha detectado como una posible amenaza. Segundos después, el león comienza a caminar sigilosamente hacia ti. Empiezas a sentir que tu corazón se acelera y tus piernas comienzan a temblar, ¿qué es lo que harías seguidamente?

a. Revisar tu bolso para ver si encuentras algo para tomar.

b. Revisar tu bolso para ver si encuentras algo apetitoso para comer.

c. Buscar un sitio donde puedas ponerte a salvo.

Si tu opción no es la letra c, estás grave.

En momentos de crisis, cuando sentimos miedo a gran escala, lo menos que necesitamos es comer. Nuestras vísceras, el sistema digestivo, muscular, esquelético, endocrino y cada uno de nuestros órganos, están preparándose para escapar de lo que nos acecha. En el justo momento en que comenzamos a sentir miedo, nuestro cerebro envía señales a todo el cuerpo indicando que hay una amenaza, y nos prepara para la confrontación o la huida, en momentos de pánico comer no es la mejor idea.

Comer durante crisis ansiosas es a lo último que deberemos recurrir porque toda nuestra energía estará enfocada únicamente en correr, saltar, pelear o lo que sea necesario para salir vivos de la situación amenazante. La ingesta de alimentos debe realizarse en estado de calma para que el organismo pueda tener un buen proceso digestivo.

Es necesario que dejes pasar al menos treinta minutos luego de la crisis de ansiedad para que tu organismo se prepare correctamente ante la ingesta de alimentos.

Cuando te hayas estabilizado emocionalmente y necesites comer, evita a toda costa alimentos con alto contenido de azúcar refinada y grasas trans (alimentos fritos, pasteles, pan blanco, donas, etc.), debes evitar además condimentos picantes, bebidas con cafeína o alcohol ya que además de irritar tu estómago, todo tu organismo comenzará a trabajar de manera forzada y acelerada haciendo que vuelvas a tener un ataque de pánico.

Por último, recuerda ingerir porciones pequeñas. Está comprobado que dividir las comidas en pequeñas raciones para hacerlo varias veces al día es mucho mejor que comer dos o tres comidas en porciones gigantes.

Para hidratarte puedes optar por agua fría o bebidas naturales con extracto de valeriana, passiflora, melisa, toronjil o camomila; estas plantas son muy útiles para alcanzar un buen estado de relajación.

A continuación, quiero darte una pequeña muestra de la rutina de alimentación que llevo actualmente para que los estados de angustia no puedan alterar mi sistema digestivo. Estoy segura de que si tú también comienzas a realizar estos pequeños cambios, verás grandes resultados.

Recuerda que existen muchas posibilidades para añadir o reemplazar ingredientes, pero lo más importe es que te alimentes de manera consciente, que escuches tu cuerpo y que incluyas ingredientes naturales. Aquí tienes una idea:

Normalmente me despierto a las 6: 30 o 7 de la mañana. Tengo mi alarma puesta de lunes a viernes y los fines de semana trato de quedarme en la cama una o dos horas más. Me gusta tener algo de tiempo de ocio para revisar redes sociales o algunos chats que quedaron sin responder el día anterior. El agua es fundamental para comenzar mi rutina, así que tomo un vaso en ayunas. Siento que mi cuerpo se reactiva y me prepara para un nuevo día. Me considero amante del café pero luego de varias recaídas por ansiedad tuve que abandonarlo por un período de dos meses ya que este me generaba taquicardia. Ante la tortura del olor que me causaba cada vez que pasaba por alguna cafetería, o el aroma del café recién hecho en mi propia oficina, decidí comenzar a probar la versión descafeinada. Al principio fui escéptica, pero al primer sorbo, sentí alivio. Por supuesto que el sabor es un poco distinto, pero mi cerebro estaba feliz de haber encontrado un reemplazo para no tener que sufrir abstinencia.

Respecto a la comida, modifiqué la perspectiva que tenía sobre la ingesta de alimentos. Ya no como por obligación, tal cual me lo enseñaron mis padres; ahora como cuando realmente siento hambre. El desayuno lo empecé a tomar a eso de las diez de la mañana y el almuerzo alrededor de las tres de la tarde. Muchos nutricionistas estarían en contra de este hábito, pero a mí me ha dado buenos resultados. Cuando como sin sentir hambre, siento que estoy haciendo que mi organismo trabaje sin necesidad.

Además, pude notar que comer cuando realmente sentía apetito era la mejor forma de hacer una buena digestión, porque mi cuerpo estaba fisiológicamente preparado para realizar el proceso de manera correcta. Aparte de eso suelo realizar ayunos intermitentes, que no solo le permiten a mi cuerpo descansar de tanto trabajo, sino que a la vez me ayudan a enfocarme en la oración.

Mi propio cuerpo fue avisándome sobre mis buenas y malas decisiones respecto a mis hábitos. Dejé de ingerir todo tipo de carnes; opté por los cereales, las leguminosas y las semillas. Los lácteos los consumo en cantidades mínimas, de preferencia sin lactosa y descremados. Los quesos deben ser pasteurizados y bajos en sodio. También comencé a usar suplementos como omega 3, magnesio y aminoácidos esenciales que me recomendó mi médico homeópata, quien hace poco me sugirió tomar vitamina D para fortalecer mi sistema inmunológico justamente ahora cuando se aproxima una tercera ola de COVID y aún no he tenido la oportunidad de vacunarme.

Debo confesar que algunas veces me salgo de la dieta y en momentos específicos, como los viernes, cuando me dispongo a ver alguno de mis *stand up comedy* favoritos, siento la necesidad de comer algo dulce o algún bocadillo no muy saludable para mí. Trato de no caer en la obsesión y a veces me permito tener el control y tomar solo una pequeña porción de aquellos alimentos que sé que no contribuyen positivamente en mi nutrición. Tengo el control y sé que lo hago con consciencia y equilibrio. Estoy segura de que cada vez encontraré más opciones saludables en el camino. Mientras tanto, trato de ser lo más equilibrada posible. La clave está en ser conscientes.

EL ENTORNO: UN GRAN CULPABLE

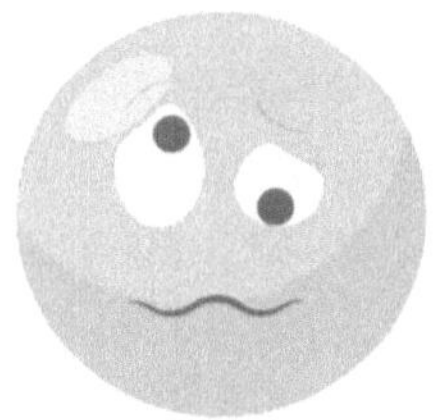

Cuando hablamos de entorno hacemos referencia a todo lo que nos rodea: familia, compañeros de trabajo, vecinos, transeúntes, ambiente… ¡todo! De poco sirve que estemos realizando meditaciones diarias, que nos alimentemos de forma correcta o que oremos todas las noches, si estamos en medio de un entorno tóxico. En este punto no quiero decir que debes mudarte a una montaña, pero sí evitar a toda costa el entorno que te genere estrés y ansiedad.

Imagina que estás comenzando tu día con mantras y una actitud positiva. Dormiste tus siete horas reglamentarias y te sientes de maravilla. Te has bañado con tu jabón energizante favorito y te has puesto tu mejor atuendo. Te miras al espejo y sientes que te amas, ¡te gusta lo que ves! Tomas tu café y comes tus panquecas integrales con miel y frutas. Terminas de alistarte, cepillas tus dientes, tomas tu bolso y te subes al auto.

Enciendes la radio y lo primero que escuchas es una noticia que pone alerta a la comunidad sobre una nueva cepa del COVID-19, que es más contagiosa y más letal que la que ya conoces, y para completar parece que las vacunas no están funcionando como se esperaba. La verdad llevas varios días escuchando las mismas noticias, y aunque te causan mucha angustia, tú sigues allí escuchando para saber más. Quieres conocer la verdad, pero hasta ahora los médicos y científicos parecen contradecirse mientras tú sigues buscando y buscando esa verdad que no llega.

Pasan los minutos y cuando por fin se van a comerciales, decides cambiar el dial de la radio de tu auto. Pasas unas cuantas emisoras y te quedas justo en la canción que te dedicó tu ex el día en que rompieron. Tú sigues conduciendo por el canal lento. Quieres escuchar toda la canción mientras por tu mente pasan todos los momentos en que has sido engañada por los hombres. Una lágrima negra cae sobre tu mejilla. Acabas de estropear tu maquillaje, pero lo peor es que te sientes terrible y el día apenas está comenzando. Sigues conduciendo y comienzas a tener pensamientos negativos y a preguntarle a Dios por qué la vida te ha tratado tan mal. Le gritas improperios a cualquier auto o peatón que se te atraviesa.

Finalmente, llegas a la oficina con dolor de cabeza y el ritmo cardíaco completamente acelerado. Has perdido el control. No quieres que nadie te moleste porque sientes que estás a punto de tener un ataque de pánico: ¡se te dañó el día! , ¿te suena esta historia?

Es un hecho que necesitamos estar informados y que no podemos evitar toparnos con noticias trágicas y tristes, pero no debemos saturarnos con noticias repetidas, menos de tipo amarillista. Recuerda siempre tener un filtro de información para saber si te hace bien y si te aporta algún beneficio. Un ejemplo claro son los chats de WhatsApp, donde las cadenas de información falsa están a la orden del día y las noticias crueles y sangrientas se esparcen rápidamente.

Esto no te hace nada bien, así que mejor aléjate de todo lo que represente un obstáculo para la tranquilidad y el equilibrio emocional que necesitas. Ya tienes suficiente con combatir tus problemas de ansiedad; lo único que necesitas es paz mental y no podrás lograrlo si tu entorno no ayuda.

En caso de que te encuentres en un lugar de donde no puedas irte en el momento, al menos tienes la opción de alejarte mentalmente. Simplemente debes llevar los auriculares de tu móvil todo el tiempo para poder usarlos como medida de emergencia, y así podrás elegir escuchar lo que quieras y no lo que otros impongan. Las opciones pueden ir desde música suave y meditaciones, hasta largas conferencias que te ayuden en el proceso.

Nadie notará que estás incómodo o que no estás poniendo atención. Simplemente creerán que estás ocupado escuchando algún mensaje importante o que te encuentras en una conversación de negocios. Si vez que definitivamente no está funcionando la técnica de los auriculares, simplemente excúsate y retírate sin dar detalles.

Por eso, si ya tienes un diagnóstico de ansiedad lleva siempre una herramienta, y trata de comunicarte con alguien de confianza que tenga la disposición de ayudarte cuando lo necesites y el conocimiento de lo que se debe hacer en estos casos. Todo estará bien en cuestión de minutos.

Si ya estás diagnosticado con trastorno de ansiedad, no olvides tus herramientas antes de salir de casa, y recuerda que debes elegir una persona de confianza con quien puedas conversar en tus momentos difíciles y crisis de pánico. Trata de buscar personas que veas que son estables emocionalmente y que te puedan ayudar a salir en esos momentos oscuros.

CAMBIA EL FOCO DE TU MENTE

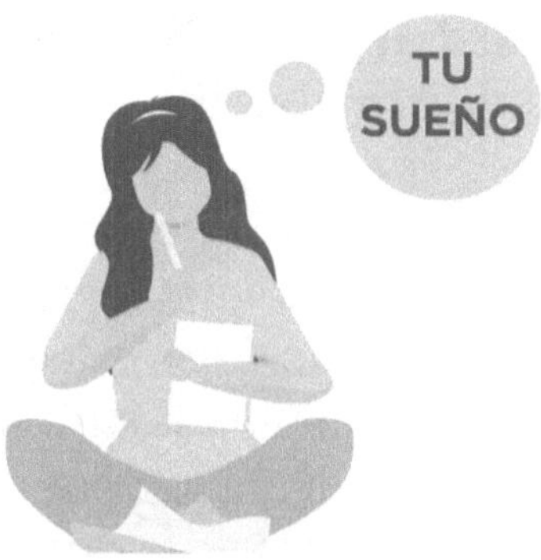

Así lo señala el reconocido Dr. Mario Alonso Puig, líder en la práctica del *mindfulness*, cuando nos indica que debemos cambiar el foco de nuestros pensamientos negativos. Este reconocido médico madrileño fue uno de los primeros en aceptar la teoría que sostiene que la mente es capaz de enfermar a un cuerpo biológicamente sano.

Su teoría se basa en estudios realizados a un grupo de pacientes cardiópatas, a quienes se les colocaron audios con meditaciones guiadas antes de entrar a la sala de cirugía. El resultado fue que tuvieron un comportamiento cardíaco perfecto, durante y luego de la cirugía, situación que no ocurría con pacientes que no meditaban antes de la intervención.

Está comprobado que los pensamientos constantes de enfermedad se somatizan, generando malestar y síntomas como los de una persona «verdaderamente» enferma. De igual manera, el exceso de cortisol que es liberado en el torrente sanguíneo por causa del distrés produce indigestión, irritación e inflamación de la mucosa intestinal, que a largo plazo puede ocasionar úlceras, colon irritable, hipertensión arterial, enfermedades cardíacas, problemas cerebrovasculares, entre otras enfermedades.

Controlar la ansiedad significa evitar graves problemas a tu cuerpo sano, así que es vital lograr el cambio de los pensamientos negativos, no dejes que ganen terreno. Debes emplear las herramientas justo en el momento en que comiences a sentirte agobiado por pensamientos que te atemoricen, teniendo en cuenta que necesitas cambiar a un estilo de vida que te ayude a sentir mejor. Siempre debes pensar en tu bienestar, e incluso ser un poco egoísta en ese aspecto: te encuentras en un estado de alarma y no estás para dar explicaciones. Solo debes actuar para sentir alivio. Poco a poco, sabrás controlar esos momentos y volverás a relacionarte como antes lo habías hecho.

En este punto no puedes doblegarte ni permitir que los demás te obliguen a comportarte de manera distinta. Si ya has informado a tus amigos que has decidido dejar el alcohol y el trasnocho, deberán respetarte. Sin embargo, será muy normal que te quedes sin amigos... al final los amigos que solo están en los momentos de fiesta y de juerga no son amigos. Probablemente dejarás de recibir invitaciones a reuniones sociales, pero eso ya no será un problema porque serás consciente de lo que realmente necesitas para encontrar la plenitud en tu vida. Habrás entrado en otra etapa, otro nivel, uno que muy pocos llegan a conocer a tiempo. Controlar la ansiedad te hará una persona más independiente, y comenzarás a atraer a otros que estén en la misma onda que tú.

EL VALOR DEL EJERCICIO

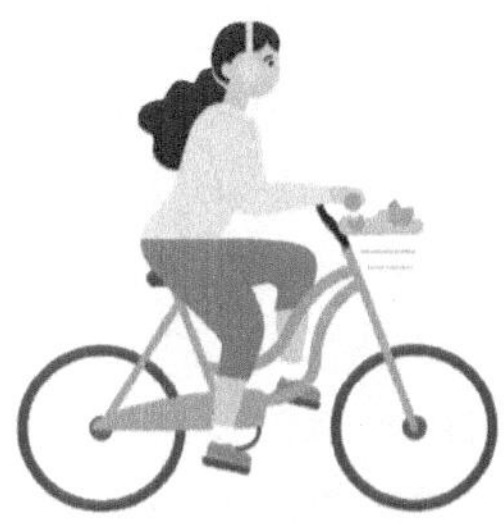

Estudios recientes han demostrado que realizar ejercicio físico de intensidad moderada, al menos durante treinta minutos cuatro veces por semana, puede regenerar las neuronas y retrasar el envejecimiento biocelular. Al parecer, cuando realizamos ejercicio aeróbico como andar en bicicleta o caminar, las células de nuestro cuerpo comienzan a producir más proteínas y así logran detener el envejecimiento. Algo realmente increíble, ¿verdad?

El verdadero valor del ejercicio —además del mencionado— radica en el bienestar físico y mental que nos genera, incluso, más allá de la apariencia externa que desarrollamos cuando nos ejercitamos. Recordemos que somos seres integrales, y así como cuidamos nuestro aspecto físico, también es importante que tengamos una mente saludable. Se trata de ser conscientes de nuestro cuerpo, suena muy sencillo pero paradójicamente ser conscientes es una de las tareas más complejas que existen porque todo lo hacemos de forma mecánica y al parecer vamos siempre siguiendo el mismo camino de los demás. Cuando eres consciente de ti, eres cuidadoso con todo lo que haces con ese templo maravilloso llamado cuerpo, donde habita esa energía magnífica compuesta por tu alma y espíritu.

Sabemos que siempre han abundado los casos de personas que se concentran únicamente en explotar su apariencia física e incurren en el error de utilizar esteroides anabolizantes, lo que en muchas ocasiones acarrea fatales consecuencias. No obstante, cuando eres consciente del ejercicio que realizas, no te expones a sobrecargas físicas ni a sustancias que puedan hacerte daño.

No cabe duda de que para obtener resultados a través del ejercicio, debe comenzarse paulatinamente hasta convertirlo en hábito. Muchas personas que sufren ansiedad no pueden realizar ejercicio, ya que sus mentes no les permiten realizar actividades físicas. Yo tuve la desagradable experiencia de sentirme vulnerable ante el solo intento de querer caminar unos metros.

El hecho de sentir cómo mis pulsaciones se aceleraban progresivamente, a medida que aumentaba la velocidad de mis pies, hacía que mi mente se conectara con la sensación que me producían los ataques de pánico. Mi cerebro se confundía y lanzaba señales de alerta, haciéndome perder el control sobre mi respiración y provocándome una crisis de ansiedad por hiperventilación.

En consecuencia, estuve alejada del ejercicio por el lapso de un año, aproximadamente. Durante ese tiempo, estuve ejercitando mi mente para evitar relacionar las sensaciones producidas por el ejercicio físico con síntomas de ansiedad. Comencé con caminatas muy cortas dos veces al día. Salía con mis perros a una velocidad mínima. Luego, aumenté a tres veces diarias. Poco a poco notaba cómo iba adquiriendo control sobre mi respiración, y cada vez aumentaba el tiempo de duración o la intensidad.

Siempre trataba de enfocarme en algo que pudiera distraer mis pensamientos ansiosos. Detallaba los árboles, me extasiaba viendo el movimiento de sus hojas con la brisa, observaba sus grandes troncos y pensaba en todos los años que tuvieron que pasar para poder crecer.

Contaba los pajaritos que veía volando o me ponía a observar algún camino hecho por miles de hormiguitas que caminaban ordenadamente sin parar. Este ejercicio me hizo pensar únicamente en el momento presente. No había nada más en ese momento, éramos la naturaleza, mis perros y yo.

Pasado un tiempo de haber retomado mis caminatas, un día decidí montarme en mi bicicleta elíptica —la misma que tiempo atrás me había causado un ataque de pánico en el gimnasio—. Ese día estaba decidida a luchar contra mis pensamientos de miedo. Me mentalicé. Sabía que mis estudios médicos estaban bien y que si no me ejercitaba, me haría más daño, así que comencé en el nivel mínimo. Al subirme empecé a sentirme ansiosa porque recordé aquel terrible episodio; no obstante, estaba decidida a afrontarlo.

Ese día logré permanecer diez minutos pedaleando, me sentía emocionada. Continué realizando la rutina de la misma manera hasta que finalmente logré realizar cuarenta y cinco minutos de ejercicio aeróbico sin parar, ¡qué gran logro! Pensé que nunca más podría volver a hacerlo. Lloraba de alegría y le agradecía a Dios por permitirme dar ese gran paso. Nadie entendía mi emoción, pero eso no importaba. Éramos mi mente, mi cuerpo y yo, en sincronía perfecta.

Si padeces ansiedad te recomiendo hacer ejercicios aeróbicos de baja intensidad, hasta que luego puedas ir aumentándola. Es muy importante que los combines con ejercicios de resistencia, y recuerda que si tienes más de cuarenta años debes chequear tu estado físico con un médico antes de iniciar algún plan de entrenamiento, y nunca pero nunca se te ocurra recurrir al uso de hormonas, esteroides o anabolizantes.

Cuando comiences a usar el ejercicio para mejorar tu salud, empezarás a comprender que la belleza es efímera comparada con el bienestar que le estamos generando a nuestro cuerpo. Estoy segura de que si hacemos deporte constantemente, nuestra vejez será menos difícil de afrontar y consecuentemente viviremos con más ánimo y actitud, y eso se notará incluso con el pasar del tiempo.

LA ESPIRITUALIDAD, MI GRAN ALIADA

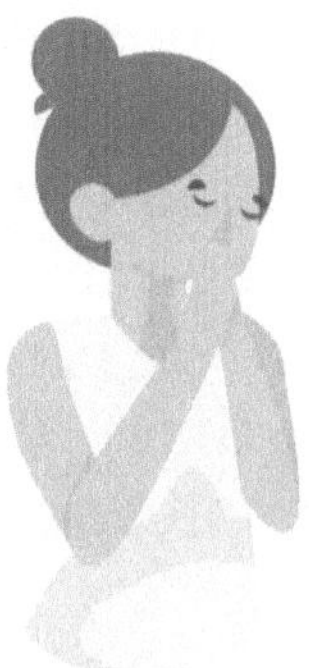

Mis padres me enseñaron el hábito de rezar antes de dormir; sin embargo, nunca sentía la necesidad de hacerlo. Lo hacía por inercia, porque lo había aprendido. Sabía que tenía que rezar, pero no entendía nada sobre la fe hasta que tuve que ponerla a prueba.

Conocí verdaderamente a Dios cuando toqué fondo. Dudé mucho de su existencia, pero aprendí que la fe es creer en algo que no podemos ver, y el hecho de estar aquí, escribiendo sobre mi espiritualidad, significa que Dios está presente.

Cuando me propuse escribir este libro, decidí ser transparente y mostrar todo lo que considero necesario y oportuno para quienes estén pasando por situaciones críticas de ansiedad. A continuación contaré uno de los episodios más vergonzosos y tristes que viví debido a no tener una verdadera fe en Dios. Espero que la desesperación jamás los haga caer en una situación similar.

Hace doce años aproximadamente, me encontraba en una etapa terrible. Tenía muchas recaídas de ansiedad. Por un tiempo me sentía bien, tenía varios proyectos de trabajo y me gustaba salir con amigos, pero cuando venían los síntomas llegaba una recaída de ansiedad, lo que se traducía en múltiples visitas al médico, compra de medicina (la cuál dejaba de tomar a los pocos días), y un bajón emocional terrible que me hacía cuestionar el verdadero sentido de la vida.

Cuando venían los bajones emocionales yo no quería seguir viviendo. Me atacaba la depresión también. Es muy normal que la ansiedad desencadene procesos depresivos (para completar). Cuando mis padres me notaban decaída, hacían de todo para poder estabilizarme; me compraban mi comida favorita, me contaban chistes e incluso llamaban a mis amigos para poder compartir con ellos en casa. Nada resultaba. Yo sentía que estaba muriendo en vida y nunca me pasó por la mente pedir ayuda a Dios de manera efectiva.

Debido al desconocimiento que tenía sobre el verdadero significado de Dios, me vi obligada a visitar una serie de personas que lograron engañarme, forzándome incluso a realizar rituales vergonzosos. Un día decidí visitar a uno de esos charlatanes que terminan convenciéndote y amenazándote con estar peor si no aceptas realizarte los los actos de brujería que ellos ordenan.

Recuerdo que uno de esos brujos me dijo que yo «tenía un muerto encima», y que debía realizarme una serie de procedimientos, los cuales, atemorizada, tuve que seguir al pie de la letra, y que incluyeron sacrificios de animales y otras cosas repudiables.

Es vergonzoso lo que estoy contando, pero es necesario que lo sepan, ya que muchas personas cuando están desesperadas ponen en práctica cualquier tipo de consejo, y cuando alguien se encuentra alejado de Dios probablemente caerá ante cualquier engaño.

Esas personas que son llamadas "santeros" (que en verdad no son otra cosa que espiritistas y brujos), siempre terminan sus ritos atando a las personas para atemorizarlas. Siempre quieren presionar con algún elemento, alegando que no se puede quitar porque entonces la persona quedará expuesta a otros maleficios.

En mi caso, me dieron una cadena de plata (tuve que pagarla) y luego dijeron que tenía que ponérmela donde yo quisiera, pero que nadie podía tocarla y mucho menos quitármela. Esa cadena supuestamente eliminaría todos los maleficios y "trabajos" que me estaban produciendo ansiedad.

Por un tiempo seguí todo al pie de la letra, pero recuerdo que en el fondo sentía que no había obrado bien. Me sentía engañada y atemorizada porque había desafiado el verdadero poder de Dios.

Un día decidí quitarme esa cadena y la guardé. Algunos pensarán que miento, pero la cadena se esfumó. Tal vez alguien la tomó, o la boté, pero días después cuando quise buscarla para llevarla a un vertedero de basura, la cadena nunca apareció.

Aún me arrepiento. No quiero decir que la brujería no exista. De hecho, si admitimos que el bien existe, el mal también, y eso está escrito en la Biblia. Lo que quiero aclarar es que si estamos cubiertos con la sangre de Cristo y ponemos en práctica la palabra de Dios, difícilmente nos podrán alcanzar los maleficios.

Finalmente, luego de acudir a un montón de personas que decían que tenían la cura para mis males, decidí visitar a un sacerdote católico. En esos días estaba escuchando un audio sobre meditación, y de repente apareció en la pantalla una de esas sugerencias que te invitan a hacer clic. No sabía de qué se trataba, pero decidí abrir aquel video, y en medio del llanto, me encontré con una homilía realizada por un reconocido sacerdote español.

Sentía que Dios me estaba hablando a través de esa lectura. Luego empecé a sentir escalofrío y mi llanto desapareció; entendí que Él había escuchado mis súplicas y me había enviado un mensaje directo. Desde entonces sé que Dios siempre está dispuesto a escucharnos y que siempre nos acompaña, por más difícil que sea el camino.

Quiero que sepas que a pesar de todos tus defectos y pecados, Dios te ama y te libera de toda carga. Por supuesto que debes ayudarte con herramientas, por supuesto que necesitas de la medicina y de los médicos para tratarte, por supuesto que debes comer más sano, practicar ejercicio y descansar lo suficiente, pero si en tu vida no crees en ese Ser superior, el cual yo llamo Dios, estarás perdiendo la oportunidad de vivir situaciones extraordinarias.

EL MIEDO A LA MUERTE

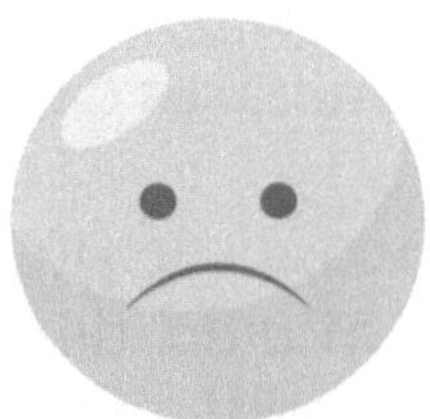

A lo largo de este libro ya he mencionado que las personas con ansiedad tienen un miedo irracional y constante a morir en cualquier momento. Una persona ansiosa está esperando que suceda siempre lo peor.

Para mí la palabra muerte se convirtió en tabú después de sufrir mi primer ataque de pánico: sentía excesiva ansiedad cuando alguien hacía comentarios relacionados con la muerte. Me negaba a asistir a funerales, cementerios, a ver programas sobre archivos criminales y todo lo que estuviera relacionado con ella. Me negaba a aceptar que la muerte es un proceso natural que nos acompaña desde nuestro nacimiento.

Me di cuenta de que sin importar la causa de mi ansiedad, todo radicaba en el miedo de morir. Cada vez que escuchaba noticias sobre el fallecimiento de personas con edades similares a la mía, me venían pensamientos trágicos y me imaginaba cómo sería el momento de mi muerte. Comenzaba a temblar, a sentir náuseas y escalofríos. Creía que yo sería la próxima en la lista, y no sabía cómo manejarlo.

Tenía inquietudes sobre el cielo, el purgatorio y el infierno, y me preguntaba si podría ser verdad eso de encontrarme con mis familiares o amigos en el más allá.

Tiempo después, por cosas de Dios descubrí un artículo extraído de la *BBC Mundo,* denominado «El secreto mejor guardado de la medicina: morir no es tan malo como se cree», donde una médica británica, experta en cuidados paliativos, exponía que muchas veces las personas no quieren enfrentar la realidad de morir, pero que para ella era tan natural como nacer, y que según su experiencia y después de tantos años de ver morir a sus pacientes, se dio cuenta de que morir de forma natural era un proceso tranquilo.

Luego de leer ese artículo, quise conocer más sobre la parte "positiva" de la muerte y busqué testimonios de personas que revivieron inexplicablemente luego de haber sido declaradas muertas por los mismos médicos.

De inmediato pude notar que todos los relatos tenían frases en común: luz brillante, ángeles, tranquilidad. Ninguno de los relatos hablaba en sí sobre dolor o llanto. Seguidamente pensé dos cosas, o esas personas llevaban una vida muy espiritual o el infierno no existe.

Sin embargo, ese tema es muy extenso para ser debatido, pero mi fe me dice que debo seguir cultivando mi espiritualidad y debo confiar en que Dios siempre me llevará de su mano en todos los momentos de mi vida e incluso más allá de la muerte. ¿Qué puede salir mal cuando tienes a Dios de tu lado?

No voy a negar que me costó mucho ver el lado positivo de la muerte, pero comprendí que es necesaria para poder trascender.

Replantearme el concepto de la muerte no fue fácil, pero una vez que empecé mi relación directa y constante con Dios, comencé a entender que:

- Si Dios, siendo amo y señor del universo, tuvo que hacerse hombre para luego morir y limpiar nuestros pecados, nosotros también debíamos morir; y que la muerte nos acompaña inevitablemente desde nuestro nacimiento.

- Existen personas que tienen miedo a morir de ciertas formas. A mí me aterraba la forma de morir de un infarto, electrocutada, ahogada o en un accidente aéreo. Pero si Jesús, siendo hijo de Dios, tuvo que morir de una forma tan terrible, sería injusto elegir una forma «menos dolorosa» para mí. Sin embargo, sé que debo temer más por lo que me pueda suceder en la eternidad, y no por la forma en la que me iré de este mundo.

- Todos comenzamos a morir desde el día en que nacemos. ¿Por qué tendría que afligirme ante un evento que normalmente habrá de ocurrir? Comprendí que la muerte es parte de nuestro proceso natural, pero ahora soy más consciente de mí, y quiero vivir el mayor tiempo que se me permita, con la salud que necesito. Cuidar mi cuerpo y mi mente puede ayudar a que permanezca sana, y si es la voluntad de Dios, podré obtener la longevidad que deseo.

- El temor a la muerte, para muchos se debe a que sienten algún tipo de culpa que no han confesado, y por ende pueden considerar que son seres que no merecen el perdón de Dios. Pero aprendí que el arrepentimiento sincero nos otorga la absolución de todos nuestros pecados. Dios perdona lo que para nosotros es imperdonable y nos libera de toda culpa.

- Otras personas temen a la muerte por no querer dejar solos a sus seres queridos en un mundo tan difícil, pero solos hemos venido, y solos nos iremos. Por más amor que tus padres, hermanos, hijos o amigos sientan por ti, ellos no morirán contigo.

- El hecho de que la muerte exista no significa que debamos pensar en ella día y noche. Cuando nos refiramos a la muerte, debemos ver su lado positivo y valorar el regalo maravilloso de la vida. Por lo tanto, en la medida de lo posible, ¡disfruta, conoce, come, canta, comparte, baila! La vida es un regalo que Dios nos ha dado, así que debemos vivir en agradecimiento y haciendo lo que realmente nos hace felices. Si no te harás daño ni les harás daño a otros con tus sueños, ¡no esperes y ve por ellos!

- Lo que quieras decir o regalar, que sea en vida. No sabemos si una persona después de morir puede escucharnos o vernos. Pero si quieres decirle algo positivo a alguien, o darle algún detalle, ¡hazlo ahora! Trata de compartir una palabra, una llamada, un beso o un abrazo, según corresponda. Imagina que un día esas personas no estarán, bien sea porque ellas se vayan primero o porque tú te vayas primero de este mundo. Trata de ser compasivo, regala palabras de aliento, y no olvides serlo también contigo mismo. Ámate y respétate. Cuida tu cuerpo, cuida tus pensamientos, tus acciones y cuida tus palabras.

- Pensar en la muerte me hizo dar pasos importantes y tomar decisiones arriesgadas, de las cuales aprendí y continúo aprendiendo. Me hizo agradecer cada mañana al despertar por un día más de vida. Me hizo valorar a mis seres queridos y me generó la ilusión de disfrutar al máximo cada cosa, como dormir, comer, compartir con alguien, trabajar, reír, jugar con mis mascotas, hacer planes, disfrutar el olor de la tierra mojada, de la brisa del campo, de saborear mi postre favorito… ¡de vivir!

YO, ACTUALMENTE

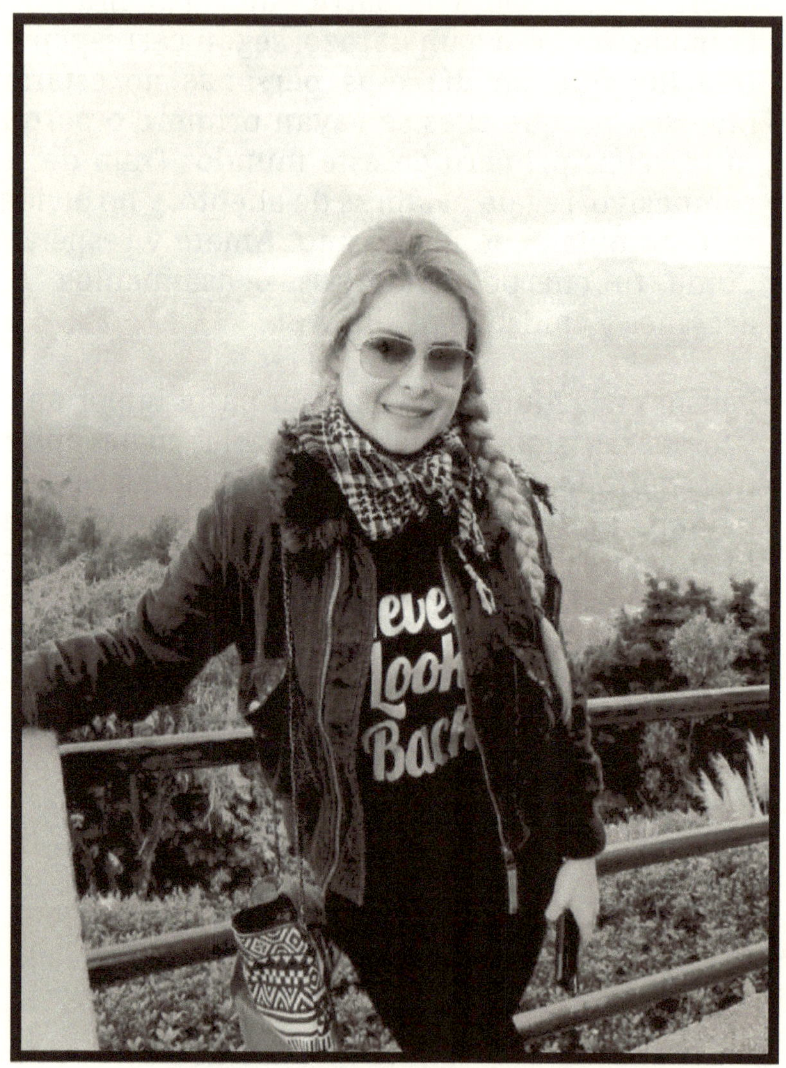

Foto tomada en cerro de Monserrate (Bogotá-Colombia)

Antes de finalizar, quiero contarte cómo va mi vida en estos momentos. Siempre me interesó saber cómo era el diario vivir de las personas que habían logrado salir adelante después de encontrar el modo de controlar su ansiedad, así que ¡ahora es mi turno!

Actualmente, considero que me encuentro en una etapa en la que sigo buscando el crecimiento interno y el fortalecimiento mental. Continúo cultivando hábitos que me benefician, procurando siempre ser equilibrada, pero no radical. Además, trato de no compararme con nadie y evito seguir estereotipos.

Como les he comentado, me levanto entre las seis y media y siete de la mañana. Bebo dos vasos de agua en ayunas y luego hago una oración de agradecimiento por haber despertado un día más. El agradecimiento me aporta una sensación de bienestar que me impulsa a comenzar el día con buen ánimo. No siempre tengo el hábito de desayunar.

Algunas veces ayuno hasta las doce del mediodía, pero cuando opto por desayunar, normalmente elijo un par de galletas de soda o un trozo de pan integral con mermelada y café negro o con leche descremada, endulzado con estevia. Luego, procedo a darles el desayuno a mis perros y mientras ellos hacen el proceso de digestión, yo termino de alistarme para irme a trabajar.

Suelo bañarme con agua tibia, en compañía de una *playlist* que me ayude a disfrutar de una buena ducha. Me visto normalmente con ropa muy básica. Podría decir que tengo un clóset variado, pero siempre elijo las mismas prendas. De hecho, tengo la costumbre de comprar un mismo modelo de blusa o pantalón, que considere que me queda bien y que sea cómodo, y los elijo en diferentes colores para hacerlo más fácil. Me gusta vestir bien, pero la moda dejó de ser para mí algo relevante.

Siempre me gustó el maquillaje, así que trato de hacerlo con lo esencial. Antes duraba mucho tiempo realizándome delineados en el párpado y probando con sombras coloridas. Ahora, únicamente me aplico protector solar y trato de emparejar el tono de mi rostro con alguna base, para luego aplicar algo de lápiz negro en los ojos, al estilo del *glam rock* de los años 80 —¡que me encanta!

El cabello casi siempre lo llevo atado con un moño o trenza. El perfume no puede faltar, se ha convertido en un *must have*; es una especie de marca personal porque solo utilizo uno. Siempre me aplico perfume, incluso antes de dormir. En la vida podría faltarme todo, excepto café y perfume.

Luego del ritual del perfume salgo con mis dos bendiciones de cuatro patas en un triciclo blanco para adultos, que tiene una canasta trasera donde los llevo hasta un sendero en el que puedan estar libres y seguros, durante aproximadamente quince minutos. La gente se admira cada vez que nos ve transitar, es todo un *show* ver a unos perritos montados en una bici.

Una vez terminado el paseo matinal con mis perros, estoy lista para salir a la oficina, donde trabajo alrededor de seis horas. Acostumbro conversar con mis compañeros y disfruto hacer algunas bromas. Considero que el ambiente de trabajo debe ser agradable para que pueda ejercer un influjo positivo en nuestras emociones. Cada vez son más los jefes que reconocen el valor de la distracción y del esparcimiento dentro de los sitios de trabajo; por supuesto, dentro de límites establecidos.

Luego de conversar y ponerme al tanto de mis labores, generalmente almuerzo a las dos o tres de la tarde. Me gusta la pasta o el arroz, acompañado de vegetales o leguminosas, nada más, pero si en algún momento debo asistir a un almuerzo de trabajo donde el menú incluya carne, simplemente lo tomo. Soy flexible en ese aspecto para evitar caer en pensamientos y comportamientos obsesivos, aunque no me niego ante la posibilidad de convertirme, a futuro, en vegetariana o vegana.

Durante el día tomo café o té si tengo buen estado de ánimo, pero si noto que estoy agitada o presiento que la ansiedad me puede atacar, opto por café descafeinado y evito las comidas muy condimentadas. Además del agua mineral que tomo durante el día, adquirí el hábito de beber un vaso de agua de coco tres veces por semana. He investigado, y tiene muchos beneficios, además de su agradable sabor. Me hidrato constantemente. Lo hago por gusto, no por necesidad. La gente se sorprende al ver la cantidad que bebo durante el día, pero mi organismo necesita más líquido de lo normal. También siento que el agua es una de las herramientas favoritas para nivelar mis emociones.

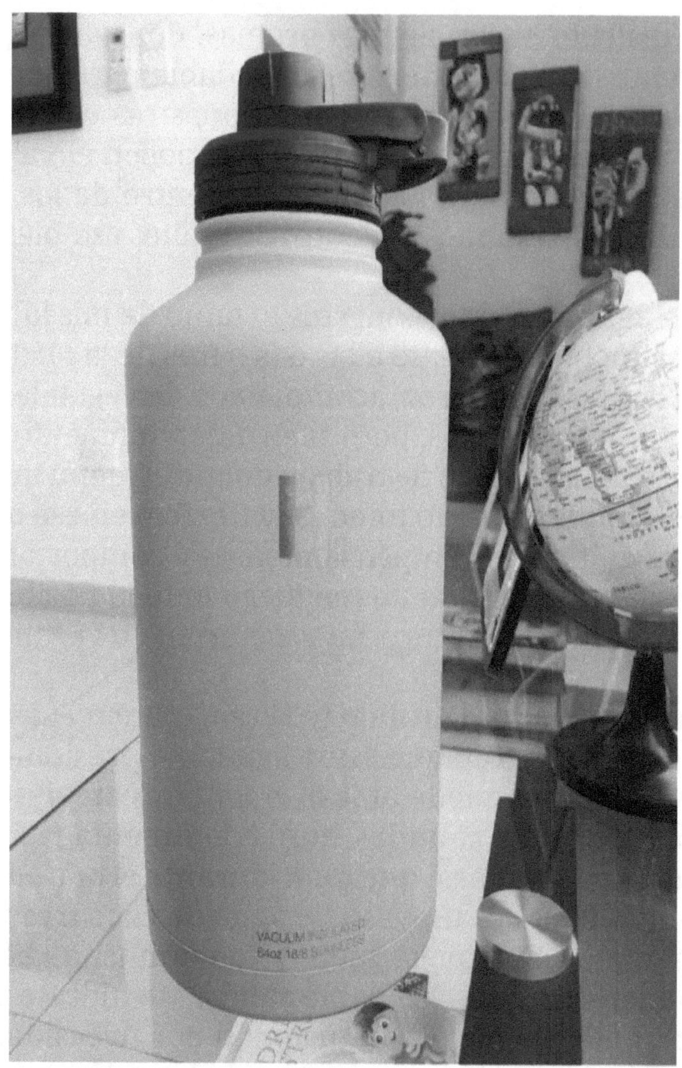

Foto del termo que llevo conmigo a todos lados, tiene una capacidad de 64 oz

Si hablamos de postres, reconozco que las donas son una verdadera tentación. Antes era reacia a ingerir cualquier tipo de alimento con azúcar, pero ahora puedo complacerme con algún antojo sin sentimiento de culpa. De hecho, nuestro organismo también necesita cierta cantidad de azúcar para su funcionamiento, aunque es importante no rayar en los extremos, ya que las exageraciones suelen ser contraproducentes.

Al caer la tarde trato de hacer una meditación de treinta minutos, o escucho una reflexión o conferencia de alguno de mis mentores. Luego, me preparo para realizar ejercicio cardiovascular durante cuarenta minutos, y algunas veces lo combino con ejercicios de resistencia con pesas para mejorar mi masa muscular —sin obsesionarme—. Después de ejercitarme tomo batidos de proteína para una correcta regeneración muscular.

Luego, para no perder el ritmo del ejercicio, salgo con mis hijos perrunos a darles su paseo nocturno. Allí aprovecho para agradecer a Dios por un nuevo día terminado y hago un examen de conciencia. Pido perdón por las faltas del día y me propongo mejorar. Reconozco que muchas veces cometo una y otra vez los mismos pecados, pero aunque me sienta estancada, no me da pena pedirle a Dios que me perdone las veces que sean necesarias, comprometiéndome a no volver a incurrir en las mismas faltas. Estar en paz con Dios es lo que me ayuda a terminar bien el día.

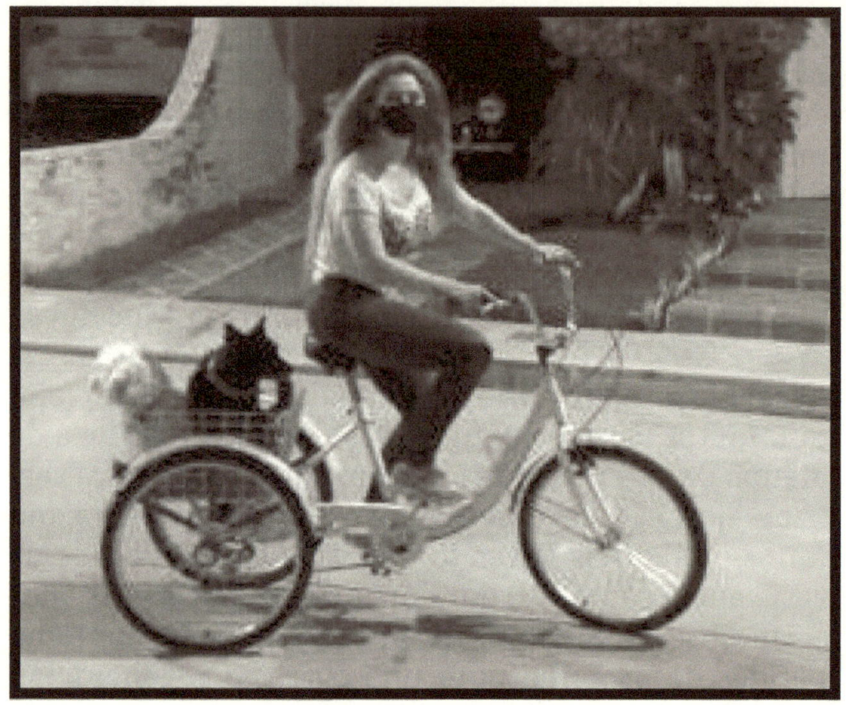

Foto durante el paseo nocturno

A eso de las nueve de la noche me dedico al manejo de redes sociales. Planeo *posts* o publicaciones, reviso comentarios, correos y redacto sobre temas que pudieran ser interesantes para interactuar con mis seguidores y amigos. Algunas veces visualizo videos de humor; me encantan los chistes y el *stand up comedy*. En algún momento llegué a pensar que sería una buena *standupera*, pero una cosa es querer hacer algo y otra muy distinta tener el talento para hacerlo.

Finalmente, termino acostándome entre once y media y doce de la noche. Sufrir durante muchos años de somnifobia dejó algunas secuelas y aún me ocasiona dificultad para dormir. Sin embargo, no me he visto nuevamente en la necesidad de tomar pastillas para ese fin. Prefiero optar por un ritual nocturno que consiste en darme un baño con agua tibia y luego aplicarme aceite de eucalipto en el cuello y en la frente. Después me concentro en alguna meditación para dormir o me dispongo a leer la Biblia.

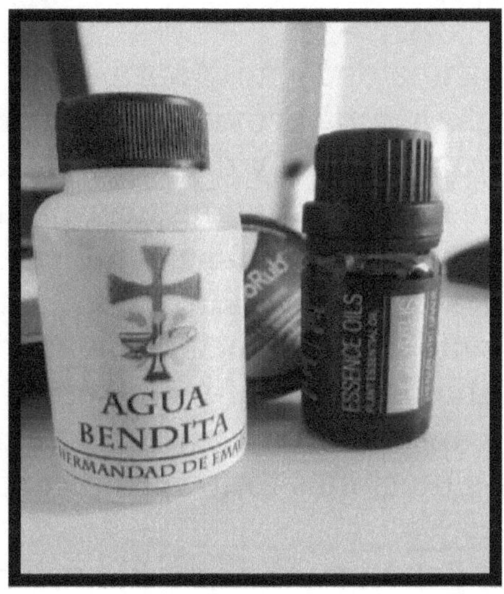

Foto de las herramientas que hacen parte de mi ritual nocturno

Los fines de semana trato de levantarme un poco más tarde. Muchos gurús de hábitos para «gente exitosa» recomiendan despertar y dormir siempre a la misma hora, pero eso es algo que no me exijo. Simplemente voy probando y me quedo con lo que me funciona. Los días de descanso también los aprovecho para escribir ideas y plantearme nuevos proyectos, o modificar los que ya tengo en mente.

Las reuniones sociales quedaron a un lado luego de la pandemia por el COVID-19. Pero eso no es problema, porque he optado por aprender a realizar recetas ricas y saludables —y otras no tan saludables— por mí misma. Sin embargo, no he dejado de mantener el contacto con mis amigos. Un texto o una llamada sirven para ponernos al tanto. De igual manera, disfruto compartir momentos agradables con mi familia.

Ya no me preocupa decir no. Ahora, si no estoy de ánimo para realizar alguna actividad lo digo abiertamente. Trato de ser transparente y de no cargar con información que no me interesa y no me sirve para nada. Cuando estoy en medio de una situación molesta e inevitable, aplico la técnica de respiración 3.3.3, suelto las críticas maliciosas y evito circunstancias que puedan poner en riesgo mi estabilidad mental y emocional. En este largo proceso he aprendido a amarme y valorarme como para permitir situaciones contraproducentes.

En definitiva, debo asumir que la ansiedad no se ha ido del todo. Siempre llevo en mi bolso una de mis herramientas, y en mi mesa de noche conservo un recipiente con agua bendita y una Biblia. Reconozco que el miedo siempre estará latente, pero ya no me impide vivir. El temor ya no hace parte de mi vida porque estoy segura de que Dios me sostiene.

Trato de ser feliz con lo que tengo y con lo que soy. No caigo en la comparación. No me «vuelvo loca» si no logro mis objetivos de la forma en que otras personas lo hacen. Entiendo que hay circunstancias inesperadas que me impiden y que debo aceptar, pero no me hacen desistir. Cuando caes en una fase aguda de ansiedad, se hace cuesta arriba luchar por tus metas, pero es necesario persistir y ser resiliente.

Algunas veces me ataca la tristeza y tengo recaídas ansiosas. En esos momentos me compadezco de mí misma y me tomo el tiempo necesario para reponerme. No me exijo demasiado porque entiendo que debo prestar atención a mi dolor emocional y buscar herramientas que me hagan sentir mejor: un baño con agua caliente, un café, un helado, una tarde de pelis o simplemente llorar a solas para drenar las emociones que me afectan. Estos son los aspectos más importantes acerca de mis hábitos

Verdaderamente agradezco que me hayas elegido para ser parte de tu plan de lectura. Mi intención es que pudiéramos mantener el contacto dentro de la red en *@ansiedad2.0*, y continuar compartiendo testimonios y vivencias de diferentes maneras. Lo importante es conservar la conexión y saber que no estás solo en esto.

Espero que tu fe aumente, y si no la tienes, que comiences a creer. Que sigas luchando por tus metas, sin importar la edad que tengas. Te animo a que te mantengas firme y valiente. Si estás soportando esto, serás capaz de soportar cualquier cosa.

EPÍLOGO

Si sientes una sensación de desesperanza porque piensas que no podrás continuar con la vida que llevas, haz una pausa y pregúntate qué aspectos de tu vida podrías corregir, cambiar o quitar para mejorar tu salud mental y física. Si tu respuesta es que hay algo que debe cambiar en función de tu bienestar, entonces hay razones para decir que tu vida ya no puede seguir siendo la misma.

Puedes preguntarte o cuestionarte una y otra vez lo injusto que parece que algo inesperado interrumpa lo que aparentemente debe seguir su curso. No obstante, más adelante te darás cuenta de que estas preguntas de una u otra forma surgirán, y tendrás que buscar una respuesta. Allí es cuando te sugiero que uses las herramientas que te he compartido en este libro. Estoy segura de que podrás encontrar la que mejor se amolde a tu organismo y estilo de vida.

Si tienes que detenerte porque en estos momentos la ansiedad te está impidiendo que prosigas, piensa que es una pausa transitoria y necesaria, y busca los medios que te proporcionen la mejor manera de tratar con ella. Toma en cuenta tus hábitos, tus relaciones interpersonales, tu entorno familiar... tu historia de vida.

Suele decirse que el miedo paraliza a las personas. Sin embargo, partiendo de mi propia experiencia y la de otros que han decidido afrontar su situación con la ansiedad, puedo decirte que, paradójicamente, el temor que sientes puede ser un gran factor de movilidad y no de estancamiento. Un claro ejemplo de ello es el hecho de estar leyendo este libro. Ciertamente, no es fácil, pero desde el momento en el que empiezas a buscar alternativas, ya estás poniendo por encima del miedo tus prioridades de salud mental y emocional.

A medida que vayas recorriendo el camino descubrirás que hay muchas maneras de abrir espacios en tu mente que te permitirán generar los ajustes necesarios para lograr tu bienestar. Desarrollarás capacidades que te llevarán a reconocer y evitar situaciones que te produzcan estados de alteración y darás con los recursos más productivos para seguir adelante con tus aspiraciones. Con el tiempo entenderás que los cambios significativos que realizaste a partir de tu ansiedad, no te sientan tan mal.

Si quieres mantenerte informado de lo que sigue luego de esta obra, te espero en las redes que mencionaré al final para que mantengamos el contacto y puedas estar pendiente de actividades, transmisiones en vivo, colaboraciones, testimonios y todo lo que pueda servirte en este camino que emprendes para controlar la ansiedad.

Por último, no olvides que la paciencia, perseverancia y fuerza de voluntad son valores que debemos alimentar a lo largo de nuestra vida ya que complementarán cualquier herramienta que apliquemos para tratar crisis de ansiedad, depresión, estrés, tristeza u otra situación emocionalmente negativa que pueda presentarse a lo largo de tu vida.

Espero que este libro te haya servido. Sería muy grato para mí que pudieras comentar tu apreciación en los reviews de Amazon o en cualquier medio donde tengas la oportunidad de hacerlo.

Con cariño, Flor.

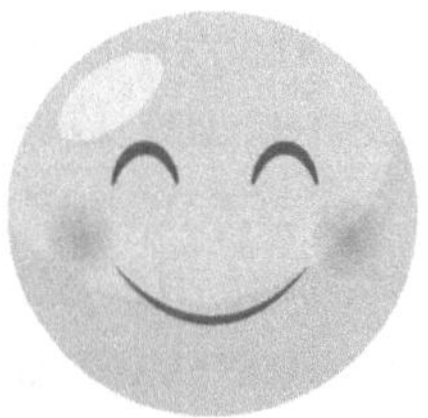

@ansiedad2.0

flormorval@gmail.com

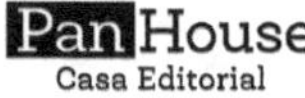

Las opiniones e interpretaciones del autor
no representan las de la Casa Editorial
PanHouse, la misión del sello editorial
siempre ha sido presentar la mayor apertura
en la cual se puedan desarrollar toda clase
de temas, siempre que se haga desde el
respeto y el amor por el trabajo realizado.

Confiamos siempre en la buena fe y el deseo
de aportar al mundo los conocimientos
de cada uno de nuestros autores.

9 789804 370717